JN158109

脳は嘘をつく、
心は嘘がつけない

脳と心のミステリー

脳科学医
高田明和

春秋社

はじめに

私がこの本を書こうと思ったきっかけは、最近、脳と心とは別ものではないかと思わせるような出来事をいくつか経験したからです。

それは私の妻の死の前くらいから起こり始めたのです。妻は私より一つ年下で、慶応大学医学部の同級生でした。その後、大学院、米国での留学生活、帰国後の浜松医科大学の研究室での生活を通して、常に一緒でした。

大学院の学生のころ、ドイツに留学しようと思っていたので、ドイツ語を勉強していました。当時、上智大学にゲーテ・インスティテュートというドイツ語の学校が間借りしており、そこの先生をしていたドイツ人と親しくなったのですが、私たちがいつも一緒なので、「先生がたはいつ別々になるのですか」と聞かれました。私は冗談に「トイレの中だけ」などと答えたのを覚えています。しかし、妻は死の間際に足が悪くなり、あまり歩けなかったので、トイレにも付き添いました。その時、この昔のことを思い出したのです。

妻は別に大病をしていたということはないのですが、足が次第に動かなくなり、二〇一三年に突然、脳出血で亡くなりました。

その前あたりから、私にも変化が起こっていたのです。まず、酒を飲んでも酔わなくなった。ウイスキーをロックで飲んでもまるで酔いません。妻もこれに気づいていたようで、ある時、不思議に酔って、ふらふらしながら帰ると、妻は「今日は珍しく酔っていますね」と。彼女も私が酔わなくなったことを知っていて不思議に思っていたようです。

今でもお酒に酔ったときの陶然とした気持ちを思い出し、もし、あのように酔うことができればどんなに気分転換になり、気持ちも休まるだろうと、本当にほろ酔いの気持ちの再現を願っています。

次は味です。私は甘い、しょっぱい、にがい、すっぱいというような味覚の基本感覚はもっています。甘いものは甘いと感じます。しかし、微妙な違いが分からなくなったのです。ある時、急にウーロン茶の味が分かったことがあります。私が「ああ、これがウーロン茶の味か」とつぶやくと、「そうですよ、あなたが何を食べてもおいしいと言わなくなったので、不思議に思っていました」と言ったのです。これも彼女は気づいていたのです。

もう一つは匂いです。私は毎朝、読経と坐禅をします。坐禅の長さは線香一本が燃え尽きる時間で測ります。これを臨済宗では「線香一炷《しゅ》」と呼んでいます。ある時、突然、線香の匂いに気づいたことがありました。妻に言うと「そうですよ。あなたは香水をつけても、オーデコロンをつけても、昔のように、いい匂いだねと言わなくなっていました」と。これも妻が気づいていたのです。

さて、こうしたことは、ある時期に脳が変化したから起こったのでしょうか。たとえば、匂いについてですが、匂いの物質が鼻の奥にある嗅細胞の受容体と結合すると、その神経が刺激され、突起を電流が流れ、その先にある辺縁系の細胞を刺激することにより、匂いが分かるとされます。しかし、物質が細胞に触れ、さらにその情報が電流として脳の嗅覚の中枢の細胞を刺激すると、なぜ、バラの匂い、シャネルの香水の匂いのような微妙な「香り」という感覚が生まれるのでしょうか。

味もそうですが、私には、神経が心を刺激したとしか思えませんでした。

その後、大橋巨泉さんの奥さんが「夫は抗がん剤の影響で味が分からなくなったので、柔らかな食べものを口に入れてやった」という話をしているのを知り、もしかしたら、心が変わったのではないかと思ったのです。

このような変化は一時的なものではありません。妻の死後五年になるのですが、今も酔わないし、味、匂いが分からないのです。また、これが妻の死後に起こったなら、妻の死の衝撃が大きいからとも解釈できるでしょうが、この変化は妻の亡くなる一年前くらいから起きていたのです。

私は妻の死後、昔よりも健康になり、活動的になったような気がします。妻の死後、研究を再開し、多くの研究者と共同研究をしています。私は全体として老化しているとは思いません。しかし、老化とは、何かを失うということではないかと思っているのです。失わないものもあります。しかし、何かは失われてゆくのです。

妻の場合、足が動かなくなったので、足の筋肉や関節を調べ、脳を磁気共鳴（ＭＲＩ）、ＰＥＴ、ＣＴなどで調べても異常が見つからなかったのです。そのために医師は、精神的なものとして、生活指導などをしていました。

私は次のように考えています。私たちは年とともに、次第に何かを失ってゆく、そして最後は死を迎える。脳細胞も老化するが、心は老化ではなく、次第に生存に必要ない部分は失われてゆくのだ、と。

しかし、すべてがなくなり、死を迎えるのではなく、思い（意識）は外部からは知ることはできなくても、存在するのだと思っています。そして、死とは平行宇宙、多重世界のもう一人の自分になることだ、と。

難しいのですが、量子世界では、自分と同じ自分が宇宙のどこかにいてこちらの自分が死んでも、向こうの自分は生きているとします。このことはこの本の中で論じたいと思っています。このようなことから、脳と心の関係を再度考え直そうと試み、書いたのがこの本です。

高田明和

二〇一七年九月二〇日

目次

脳は嘘をつく、心は嘘がつけない

脳と心のミステリー

プロローグ　心はごまかせない

心とは何でしょうか。心は脳とは違うのでしょうか。つまり、心とは脳の働きの結果にすぎないのでしょうか。はたまた、脳のほかに、心とされるなにものかが存在しているのでしょうか。

これは人類の歴史とともに、常に議論されてきた問いです。

ギリシャ時代に医聖とされたヒポクラテスは、「心」は脳にあるとしました。また、その働きを支配しているのは体液で、当時の考えでいう「黒色胆汁」という体液が多い人は、うつ病になると考えられていました。

暗い気持ちを「メランコリー」と言いますが、これは「メラノ」という言葉と「コリー」という言葉が一緒になったものです。メラノとは「黒い」というギリシャ語で、コリーとは

Cholea という肝臓を表す言葉です。

一方、アリストテレスは「心」は心臓にあるとしました。私たちが緊張すると心臓がどきどきするのは、心の作用だとしたのです。

ここに古来より、心と脳の関係をめぐる議論が出てくるのです。

心と体（脳）が別だという考えは、デカルトによって提唱されました。これを「二元論」と言います。一方、脳あってこその心であるという考えを「一元論」、あるいは「唯脳論」と言います。

自然科学が進歩するとともに、霊魂とか心といった定義しにくい実態は、単独では存在しない、脳の表現こそ心だという考え方のほうが受け入れやすかったのではないかと思います。

唯脳論で有名な某先生はこう言います。

「動物の脳の表面（脳の表面に神経細胞がある）を切除すれば、運動機能も聴覚や視覚の機能も全部失われてしまう。このことが脳以外に心がないことの証明になる」と。

ところが、ネズミやウサギなどの脳の表面を切除しても、動物はあたかも「見えている」がごとく、動き回ります。

他方、脳の機能が失われた人に話しかけ、応対を求めても、まったく反応はなく、体を動かすことも話すことも、さらには意思を表すこともできません。このことは、脳の機能がなくなれば心の働きはない、ということになるのでしょうか。

これからさまざまな事例を紹介していきますが、植物人間として意識がないように見え、何を話しかけても応えない人の脳を機能的磁気共鳴装置（f-MRI）で調べてみると、ちゃんとこちらの言うことを理解しているのが分かります。つまり、応答がないことが意識（心）がないこととは言えないのです。

私は、禅に関心があり、多くの禅の指導者の末期（死）を見てきました。ガンで苦しみながら亡くなる人、脳出血・脳梗塞で手足が動かず口もきけなくなって、認知症のようになって亡くなる人、いろいろです。中には死の数日前まで意識があって、病気もなく、その後眠るがごとく亡くなった方もおられます。

そういう人に対して「大往生というけれど、本当に安心立命で亡くなったのかどうか分かりませんよ」と見る人もいるでしょう。外部からは分からないけれど、心は苦しんで最後の日々を過ごしたのではないか、と。

ことほどさように、人の心は、外から見たのでは分かりません。いかにも静かな最期を迎えたように見えても、心の中は窺えないのです。

脳と心は別物かどうかを知るには、心の定義が必要です。

禅では心は宇宙大だと言います。実際、多重（平行）世界のことも一瞬に思い浮かべることができるということを考えれば、心は宇宙大の大きさをもっているともいえます。が、それでは、心の定義としてはあまりに漠然としています。

そこで、本書では、「意識」という言葉を便宜的に用いて、脳の働きと心の働きを説明しようと思います。外からは計り知れないのに、何かを考えているというのは意識があるという前提でのお話です。

私はよく、「脳は心を覆うマスクのようなもの」と言っています。

たとえば、見たものは目の網膜の細胞に光として当たり、その刺激は視神経を介して、頭の一番後ろ（後頭葉）の「視覚野」に伝えられます。もし、脳腫瘍の除去のために、視覚野の細胞を除去すれば、何も見えないことになります。

後頭葉の視覚野で受容された外界の情報は、脳のいろいろな部分に伝えられ、「見たものが誰か」、「見たものはどこか」などと判断します。さらに、記憶を司る側頭葉の細胞に伝えられ、「この人は知っている」ということになるのです（一七二頁参照）。

この側頭葉の「海馬」、あるいは「海馬傍回」の細胞を除去すると、見た者が誰かを思い出せないということになります。認知症などでは、目も視神経も視覚野も冒されていないのに、見たものが何か分からないということになるのです。

私はこのような認知症の人でも、「何を見ているか」を伝えたいという意識はあるのではないかと思っています。それを伝える手段をもたないだけのことだ、と。

さらに、そのような外界の情報とは関係しない「心」、「意識」というものがあり、これは「自分だけが知っている」ものであるというように考えています。

私がこれに気づいたのは、剣・禅・書の達人、大森曹玄老師の病気の最中の動きを知った時です。老師は八〇歳頃、脳卒中になり、手足も動かず、言葉も発しえないという状態になりました。幸い、奥様らの献身的な介護と医師のアドバイスで八年くらい延命されました。

老師は、とりわけ呼吸に関心があり、剣でも息をどのようにするかが大事だと言われました。さらに、呼吸法によって、悟りが近くなるというようなことも言われていたのです。つまり、呼吸法で苦しみを軽減できると言っておられたし、信じておられたのです。

曹玄老師の息子さんの書いたものを読むと、脳卒中の後も老師は腹式呼吸を試みておられたとのことです。つまり、老師はご自分の心で生きておられたのであり、その心で「考えて」おられたのだと確信しました。つまり、外界の情報とは別に、心は働いているということです。

今述べたように脳を介して情報が入り、脳を介して情報が出てゆきます。したがって、薬などで脳の機能を変えれば、心にもたらされる情報が異なるので、私たちの思い、行動が変わるのだと思います。

さて、善因善果、悪因悪果の考えから言うと、心は自分のなした悪を知っているということになります。とかく若い時には元気がよいので、「人は誰でも悪いことをするのだ」などと言って、あまり反省しない人も多くいます。しかし、宇宙の法則はごまかせません。私たちの為したことのつけ、つまり、その結果は自分で責任を取らなくてはならないのです。自分の蒔いた種の結果は自分で刈り取らなくてはならないというのが人生の鉄則です。

その意味で、脳がいくら言い訳をしても、心は許さず、最後に自分を苦しめることになるのです。

このことをブッダは本能的に知っておられ、教えられたのです。自分で悪を隠そうと思っても、時期がくれば心が痛み、苦しむのだ、と。

私も妻が亡くなったころ異常な経験を多くしました。その一つが「苦しい」という思いです。手足を怪我したとか、リュウマチになったとか、ガンになった場合に、そこ（患部）から痛みが発するということは多くの人が信じていると思います。しかし、「痛い」とか「苦しい」という思いは脳、あるいは心の働きなのです。足が痛んでいるのではないのです。

当時、私はただ、「苦しい」という思いをもちました。理由などありません。心が苦しんでいるのです。その時に、私たちの苦しみはすべて心の所産であることを痛感したのです。

ところで、脳が異常になれば、心が苦しみ、荒廃してしまう例をもう一つあげましょう。

私の知り合いの医学部の教授夫妻には二人の娘と息子がいました。長女と息子は私学の医学部を出たのですが、次女は医学部に進めませんでした。医学に関係する栄養学部などに入ったり、一年くらい米国に留学したりしたのですが、劣等感からうつ病になってしまったのです。うつ病のせいか、使った抗うつ剤のせいか、症状は悪化をたどり、自分を絶え間なく責めるようになり、結局、現在は精神科の病院に入院したままです。

つまり、心の在り方を変えて、別に医学部でなくてもよいと思えれば、病気にならなかったでしょうが、脳の異常と薬の異常で、心は傷つき、立ち上がれなくなったのです。心は「医学部でなくてもよいのだ」と叫んでいるのに、脳は欲望から「医学部でなくては駄目だ」と主張して、心を追い詰めたのだと思っています。

脳がいくらごまかそうとしても、心はごまかせないということですね。

第1話　脳と心の不思議な関係

脳には一〇〇〇億といわれる神経細胞があり、その神経は別の神経とシナプスという部分でつながっています。つまり、ある神経が活動し（興奮すると言いますが）、その情報は神経から長い腕のように伸びる突起によって次の神経につながります。この二つの神経が接続する部分を「シナプス」と言います。

遺伝子を担うＤＮＡの構造を解明し、ジェームス・ワトソンとともにノーベル賞に輝いたフランシス・クリックは、晩年米国に渡り、カリフォルニアのソーク研究所で脳の研究に従事しました。クリックは意識の問題に大きな関心をもっていましたが、心はこのシナプスに存在するという理論を提唱しました。見方によれば、心は脳をおいて他にはない、という主張です。

心が脳の働きにすぎないならば、死によって心は消えてしまいます。それどころではありません。たとえば、脳の怪我で意識がなくなって植物人間になり、何を聞いても答えないし、自分からは何も行動を起こそうとしない人とか、認知症で何を聞いても分からず、ただ眠っているような人には、意識、つまり心はないとしか思えないでしょう。

私の叔母は八〇歳に近づいたころ、認知症になってしまいました。最初はある程度の自発的な行動もできており、こちらから話しかけると理解できるように見えたものです。しかし、次第に認知症が進むと、身動きせず、何を言っても答えてくれません。話しかける言葉もまったく理解できないようでした。とはいえ、叔母は顔色などもよく、声をかければ、すぐにでも答えそうな感じでいました。そこで皆で叔母の指を握り、「もし分かったら指に力を入れて」とか「瞼を動かして」などと頼んだのですが、応答はまったくなかったのです。

このような人には意識、あるいは心はないのでしょうか。脳が機能しなくなった場合には意識もなくなり、いわゆる心もなくなってしまうのでしょうか。

ところで、ＡＬＳ（筋萎縮性側索硬化症）という病気はご存じでしょうか。この病気では運動神経細胞が死滅するので、筋肉を動かすことができなくなります。最初は手足の筋肉が動かなくなり、日常生活ができなくなる。そして、次第に生存に関わるような呼吸の筋肉も動かなくなり、人工呼吸器をつけて生活するようになります。また、ものを飲み込むことができないので、胃に管を通し、栄養物を直接送るようにします。

一方、感覚をつかさどる神経は冒されないので、耳も聞こえ、目も見えます。もちろん考えることもできます。

この病気が進行すると、言葉を発することができなくなるので、意思を伝えることができません。幸い眼球を動かす神経はかなり後まで健全なので、目の動きで意思を伝えることができます。では、どのようにしておこなわれるのでしょうか。

患者の前に文字盤をおきます。介護者が「あ」からはじめて、次々と字を指していく。そして、目が当該文字に固定されたとき、その文字を伝えたいのだなと分かります。それを次々とつづけてゆき、文章を構成します。

「あなたは何を食べたいですか？」と質問し、文字盤の字を順繰りに指してゆくと、「みずをのみたい」などと答えが返ってくるのです。

さらに病状が進行すると、目の動きも悪くなり、最後は意思を伝えることができなくなりますが、目の動きがある間は思い（心）を伝えることができたわけですから、目の動きがなくなっても、その患者は言葉を理解し、考えていて、できたら思いを伝えたいとしていることは間違いありません。

植物人間という言葉は、すでにご存じだろうと思います。

交通事故で脳を損傷したケース、心筋梗塞などで一時的に心肺停止となり、脳に血液が送れなくなって脳の機能が麻痺したケース、あるいは脳出血や脳梗塞で脳が広範に冒された場合に意識がなくなる状態を言います。

こうした状態になっても脳幹という大脳と脊髄をつなげる場所で、呼吸とか心臓の働き、消化器の運動は維持されているので、人工呼吸器をつけ、人工栄養を管で与えることによって、生存を続けることができます。ところが、どんな大きな声で呼びかけても答えは返ってこず、自発的に手足を動かすことも叶いません。

脳の機能を測定する方法にはいろいろありますが、前にも述べた機能的磁気共鳴装置(f-MRI)を用いると、脳のどの部分が活動しているかを調べることができます。脳が活動すると、その部分の血流が増し、酸素の消費が増加するという原理を利用しています。

脳の構造と機能については後に詳しく説明しますが、ここでは運動機能の場所を認識する機能だけについて説明しましょう。

図1－1に示すように、運動をする際には脳の前の方の「運動野」という部分が活発にはたらきます。運動をしようとする際には、運動野の前にある「補足運動野」の活動が増します。

一方、自分がどのような場所にいるのか、またその場所から、どこに動いて行くのかという位置の認識には、大脳の奥の方にある「海馬傍回」という部分が活動します。正常な人でも、自分がいつも通っている道の建物などを見せると、海馬傍回の活動が増すわけです【図1－2】。

［1－1］大脳皮質の機能局在

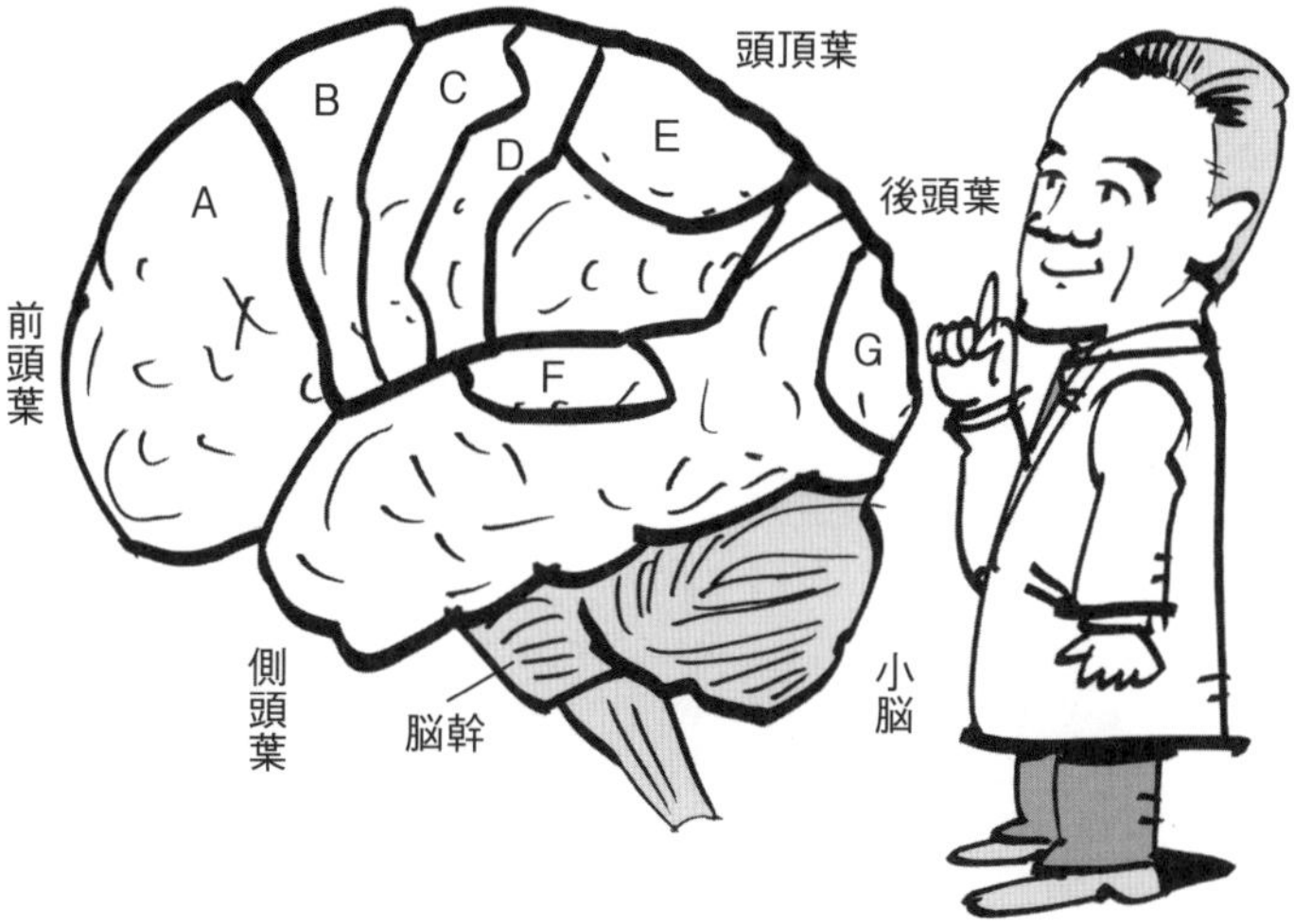

A　前頭前野
B　前運動野、補足運動野
C　運動野
D　感覚野
E　頭頂連合野
F　聴覚野
G　視覚野

[1－2] 補足運動野と海馬傍回はどこにある?

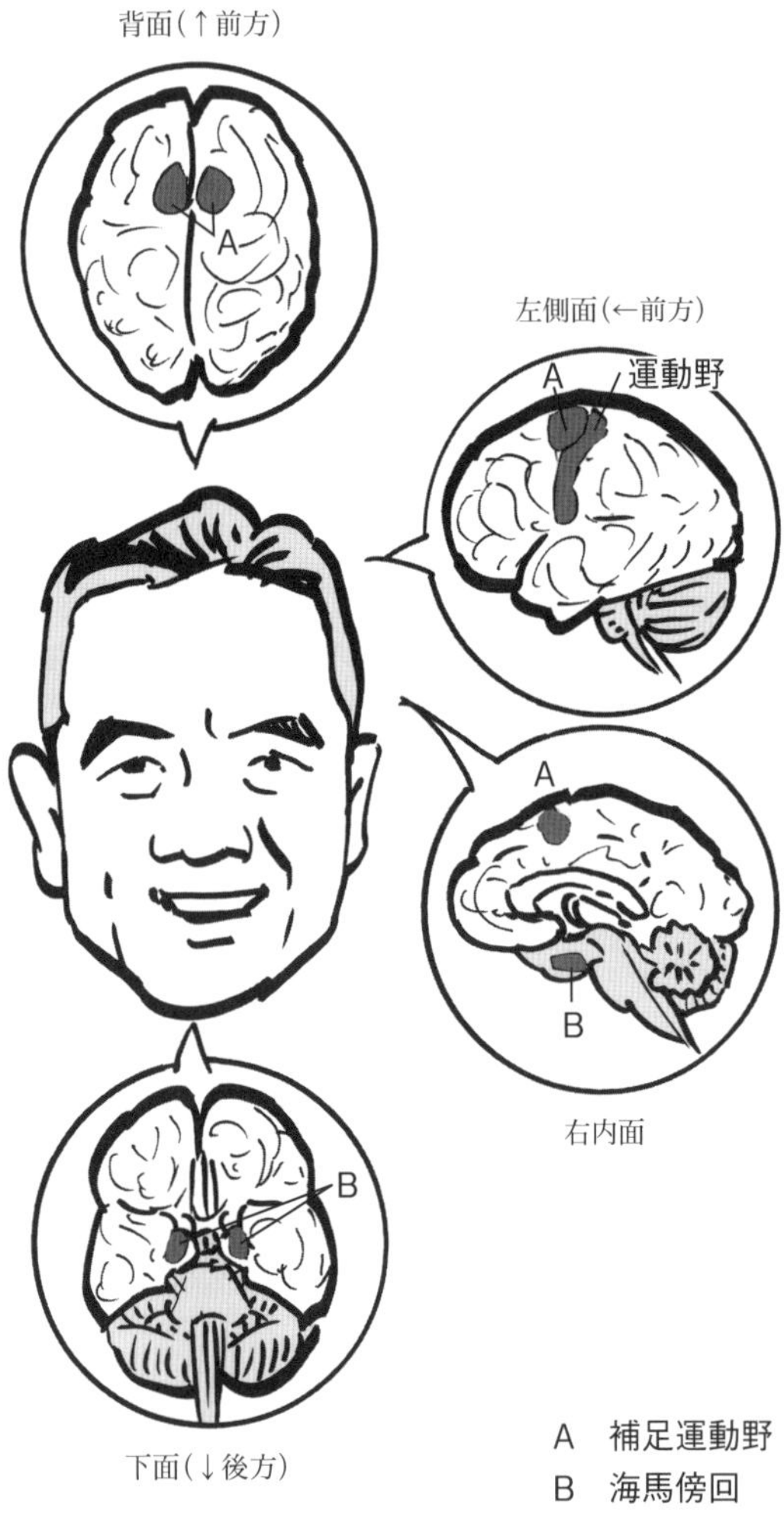

ところで、英国のオックスフォード大学のエイドリアン・オーウェン教授は意識のない状態の「植物人間」に対して、次のような実験を行っています。実際、この患者は、何を聞いても答えられません。

オーエン教授は患者にこう問いかけます。

「あなたのお父さんの名前はアダムですか？　もし「ハイ」なら、テニスをやっている状態を思いうかべてください。違うのなら、あなたの居間を動いている状態を思いうかべてください」

このようにすると、いろいろな質問に対して「ハイ」、「イイエ」を知ることができ、本人の意思を確認できる。つまり、意思疎通が可能になるのです。

このことは、身を動かすことができず、言葉を発することができない人であっても、外界の事柄を理解していることを意味するのです。つまり、「意識」を「心」とするなら、心は活動しているということになります。

では、このような人の脳がさらに機能を失い、テニスをやっていることが思いうかべられなくなったとするなら、どうなるでしょう。その人は自分の意思を伝えることができません。とはいえ、その人の意識・心がなくなったとも言えません。ただ、伝える手段がなくなったにすぎないわけです。将来、脳のどこかに残っている機能が見出され、それを使って意思を伝える方法が発見されたら、この人はさらに自分の思いを伝えることができます。

病状がさらに進んで、こうした機能も失われるとすると、その人は自分の思いを伝えることができなくなります。しかし、その人の意識がなくなっていると思う人はいないでしょう。さらに病気が終盤を迎え、死に直面した際、この人の意識・心はなくなってしまったという人もいないと思います。

すると、死によって心はどうなるのだろうか、という疑問が浮かびます。

先に述べたように、禅では、死によって心は宇宙に広がる、などと言います。そうかも知れません。しかし、意識が突然消えることはないように思えます。

同じことは、認知症の患者にも言えます。認知症で何も分からなくなったという人も、要するに伝える脳の機能が失われたにすぎないのかも知れないのです。

私の知人で京都大学出身の医師が、次のような話をしてくれました。まだ介護制度などのない時代のことです。彼の知り合いに有名な学者がいて、京都市の名誉市民だったということです。

その学者の奥様が脳出血で手足は動かず、話もできないようになっていました。息子さん夫婦はクリスチャンで、献身的に介護をしていたとのことです。

ところが、何か満たされない事情があったのか、ご主人が突然、「別棟で、二人で生活したい」と言いだしたのです。結果、ご主人が独りで買い物に出かけ、奥様をお風呂に入れ、食事の世話をするという生活が始まりました。

しばらくして、なんとしたことか、ご主人が先に亡くなってしまったのです。葬儀の日に奥様は椅子に座り、手足をだらりとたれ、口も半分開けたような状態で会葬者を迎えたということです。

喪主の長男は「母はこのような状態でして、何も分かりませんが…」と挨拶したということですが、葬儀に参列した知人は「何も分かっていないというけど、分かっているかも知れないよ」と言っていました。

数年前、著名な禅僧が一〇〇歳を超えて亡くなりました。数日間意識がなく、そのまま亡くなったので、大往生だと称賛されました。禅を長くやっていた私の知人曰く、「大往生といわれているけど、本当は何を考えていたかわからないよ…」と。

第2話　心はどのように捉えられてきたか

心はどこにあるのでしょうか。

心は死によってなくなってしまうのでしょうか。

この根源的な問題に科学の面から光をあてたのは、二〇世紀初頭のオーストリアの物理学者、エルヴィン・シュレディンガーです。彼は、物質の位置、運動などに関する「シュレディンガーの波動方程式」を提唱したことでも知られています。

物質を構成する量子といわれる極微小な存在は、粒子であると同時に波動であるということがアインシュタインなどの研究で分かってきました。その物質の性質・位置・運動などについて結論を出そうというのが波動方程式です。この方程式が何を意味するかは今も知られてはいませんが、物質の挙動に関して、この方程式で計算すると、すべての実験結果と合致することが知られています。

量子力学によると、量子の位置とか運動は、確率で決められるというのです。たとえば、電子は、宇宙のある場所に存在すると思われるけれど、それは確率で存在するので、宇宙の彼方に存在する確率もゼロではない、としています。そして、実験により、実際に電子のある場所が確定する。これを「波動方程式の収縮」といいます。

この不可思議な現象を人々に提起するために、シュレディンガーは一つの思考実験を考えました。

――箱を用意して、その中に猫を一匹入れる。箱の中には猫の他に、放射性物質のラジウムを一定量と、ガイガーカウンターを一台、青酸ガスの発生装置を一台入れておく。ラジウムは絶え間なく分解し、その際に放射線であるアルファ粒子を出す。しかし、現在の科学の教えるところによると、いつ分解が生じ放射線を出すかは確率でしか分からないとされている。箱の中にあるラジウムからアルファ粒子が出ると、ガイガーカウンターに衝突し、その先についた青酸ガスの発生装置が作動し、青酸ガスを吸った猫は死に至る。ところが、ラジウムからアルファ粒子が出なければ、青酸ガスの発生装置は作動せず、猫は生き残ることになる。

一定時間が経過した後、果たして猫は生きているか死んでいるか。この系において、猫の生死は、アルファ粒子が出たかどうか、そのことによってのみ決定すると仮定する。そして、アルファ粒子は原子核のアルファ崩壊にともなって放出される。このとき、例えば、箱に入れたラジウムが一時間以内にアルファ崩壊し、アルファ粒子が放出される確率は五〇パーセントとする。この箱の蓋を閉めてから一時間後に蓋を開けて観測したとき、猫が生きている確率は五〇パーセント、死んでいる確率も五〇パーセントになる。したがって、この猫は、生きている状態と死んでいる状態が一対一で重なりあっている、と解釈しなければならない…。

かくして、猫は箱の中で五〇パーセント生きていて、五〇パーセント死んでいる状態であると説明されました。こうした奇妙な説明は、新しい物理学の理論である量子力学への関心をいやが上にも高めたのです。これは量子力学の解釈問題と呼ばれています。

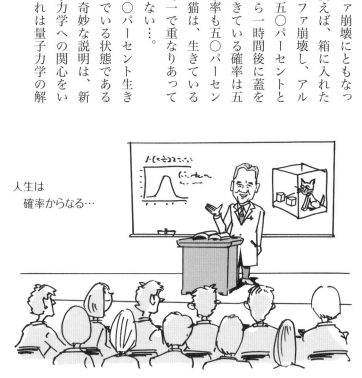

人生は
確率からなる…

このような現象を確率で表す解釈に反対したのはアインシュタインです。「神はサイコロを振らない」という有名な言葉を思い出しましょう。

さて、解釈をさらに拡大すると次のようになります。

巨人・阪神戦が行われたとします。宇宙船に乗っている飛行士に、結果が伝えられなかったとします。すると、巨人・阪神戦の勝敗はついておらず、地上に降り立って、結果を聞いて初めてどちらが勝ったか結論が出るとします。もし、それまで巨人と阪神の勝率がともに五〇パーセントとすると、宇宙飛行士には巨人・阪神戦は巨人と阪神がそれぞれ五〇パーセントの確率で勝っているということになりますね。

ところで、二〇一三年に私の妻は突然、亡くなりました。七六歳でした。それまで健康だったので、周囲の人、知り合いはみな、妻は生きていると思っていたので、死亡の通知を差し上げると驚いていました。

現在でも、外国の友人、あるいは最近連絡をとっていない知り合いは、妻が死んでいないと思っていることでしょう。女性の平均寿命は八六歳くらいですから、七六歳の妻は生きていると思っていて当然です。一方、妻が九五歳だとすると、多くの知り合いは「もう、あの人は亡くなっているだろう」と見るのではないかと思います。つまり、他人には、妻は確率でしか生きていないことになります。

あなたの奥様、ご主人は今生きているでしょうか。

あなたは生きていると思っているかも知れませんが、突然事故に巻き込まれて亡くなっているかも知れません。私たちは交通事故の確率、テロに遭う確率、突然死の確率など、さまざまな確率を合計した生存の確率で生きているのです。

しかし、私たちが確率で生きていても、死んだら心はどうなるかの説明にはなりません。

そこで、古来、心とはどのように考えられてきたかについて考えてみましょう。

まず、インド哲学では、心のことをサンスクリット語で「チッタ」(citta) とか「マナス」(manas) と呼びます。中国では、心のことを「シン」と呼びました。「心」という文字は、もともと人間の心臓をかたどった文字で、血管を通じて全身に血液をしみわたらせる機能を表しています。心臓が人間に存在する中心的な機能だということから「こころ」の意味に用いられるようになったのです。

西洋の学者はマナスを「考える」という意味だけでなく、魂、意志、知覚など、心の働きであると訳しました。英語の mean とか、ドイツ語の meinen の語源とされます。メモワールとかメモリーなどという言葉もここから来ているとされます。

一方、チッタの方は「考える」ということで、英語の thinking やドイツ語の denken がこの訳になりました。しかし、後にはマナスとチッタは同じように用いられるようになったのです。

一方、心臓は「フリド」とか「フリダヤ」とか呼ばれましたが、それは感情とか情緒のよりどころとされ、心臓が感情や情念を支配するところであると考えられたのです。つまり、古代インドでは「こころ」の働きが脳で行われているという考えは、まったくなかったのです。ただ、精神の病気は脳に悪霊がいて、その病苦を引き起こすとされました。それは「ヤクシマ」と呼ばれたのですが、その後「ヤクシャ」という言葉になり、仏教では「夜叉《やしゃ》」という言葉があてられました。

インド医学は「アーユル・ヴェーダ」といい、最近では欧米でも大変話題になっています。米国では五〇パーセントの患者が西洋医学の他に、このような治療法を受けているとされます。「アーユル（アーユス）」は寿命、「ヴェーダ」は学問という意味です。

インド医学では人間の身体を形づくる三つの要素があり、これを「風（バーダ）」、「粘液（カッパ）」、「胆汁（ピッタ）」としています。この三つの調和が保たれている間は健康ですが、調和が乱れると病気になるとしたのです。精神の病気は「風」によって生じる病気のうち、頭に悪い悪霊がとりついたものであるとされました。

西洋医学の祖とされるヒポクラテスは病気を体液の異常によるものとしましたが、その中に粘液の異常、胆汁の異常があるとしており、西洋医学もインド哲学の影響を受けて発祥したことがわかります。

インド医学では脳の記述は見当たらないとされますが、古代インド哲学では「こころ」は、どのように捉えられていたのでしょうか。

サンスクリット語で書かれたバラモン教の文献では命、呼吸のことを「プラーナ」と呼んでいます。命のあるものを「プラーニン」と呼んでいました。原始仏教では、これと同じ意味で「サットヴァ」という言葉が用いられ、これは「有情《うじょう》」と訳されています。これは感情という意味ではなく、心の意味とされます。

初期の仏教では「ものごとは心に基づき、心を主とし、心により作り出される」と述べられており、いわゆる唯心の思想が中心であったことが分かります。

仏教はブッダによって悟られた教えが、そのまま南方のタイ、ミャンマー、カンボジアなどに伝えられましたが、これは「上座部仏教」と呼ばれています。一方、ブッダの教えを哲学的に解釈したものが「大乗仏教」です。

これは「解釈仏教」とも呼ばれるもので、たとえば法句経にある「悪をなすなかれ、悪をなすものは必ず苦しむ」という教えはどう解されるでしょうか。すなわち、「悪をなすと、それが運命の貯金のように蓄えられ、その結果、不幸、苦が生じる」となります。さらに、これは「徳」とか「陰徳」などの考えに通じています。

仏教では自分の心以外に頼るべき神のような存在はないとします。ブッダは亡くなられるとき「自分の心を頼りにして生きよ」と教えています。

このように心が生きる上の中心になるという考えが生まれると、心はどのような仕組みになっているかに関心が寄せられます。

仏教による心の仕組みは、現代の脳の生理学の考え方とよく似ています。

仏教でもインド哲学と同じように、宇宙はいくつかの元素からなると考えました。それは地、火、水、風の四つの要素で、これを「四大」と呼んでいます。この四大は、機が熟すと一緒になって生命をつくるとされたのです。

この四大と脳の働きをつかさどる「五蘊《ごうん》」が一緒になって生命が誕生します。

五蘊とは何でしょうか。般若心経にも色、受、想、行、識と書かれています。

まず「色《しき》」ですが、これは私たちの肉体のことです。肉体は物が集まって出来ているからです。このために肉体のことを「色蘊」というのです。次の「受」は、感覚の集まりのことです。この感覚は感覚器官への刺激という意味とそれを感ずるという意味があります。感覚器の反応の方が「受《じゅ》」です。

現在の五感とされる視覚（眼識）、聴覚（耳識）、嗅覚（鼻識）、味覚（舌識）、皮膚感覚（身識）は「前五識」と呼ばれます。それを判断して、このような色だと認識するのが第三の蘊である「想《そう》」です。たとえば、色は光の波長です。これを感覚器で受けます。受です。しかし「赤い色」とはその波長を感ずる感覚のことです。五感はあてにならないといいますが、同じ波長の色、音でも同じように聞こえないからです。これが「想」です。この主観的な感覚のことを最近の脳科学では「クオリア」といいます。

第四の蘊は「行《ぎょう》」です。これは判断が行動に移るということですから、意欲、すなわち、何かしたいという気持ちのことです。第五の蘊である「識《しき》」は含蔵識《ごんぞうしき》、阿頼耶識《あらやしき》のことで、記憶のあつまりです。

さて、ブッダは「人はなぜ苦しむのか」という人生の根本命題に取り組まれました。そのために、人はなぜ生まれ、なぜ死ぬのかという原理を考えられたのです。

まず行です。これは無知のために盲目行動を起こすことです。その結果、個体が成立します（識《しき》）。母体の中で精神と肉体（名色《みょうしき》）が眼、耳、鼻、舌、身を形成します（六入《ろくにゅう》）。生後、次第に外界に触れて（触《そく》）、外界のあらゆる力を受け入れ（受《じゅ》）、それを獲得します（取《しゅ》）。そして所有感をもち（生《しょう》）、生存の自覚に入ります（有《う》）。しかし、ついには生の終末に入るのです（老死）。

そこでブッダは、生老病死の根源をなす四苦の原因をたどられ、私たちが本能的にもっている根本的な無知（無明《むみょう》）があらゆる苦しみの原因であることに気づかれたのです。

（本書ではブッダの教えの宗教的な面を取り上げるのではないので、これ以上詳しくは述べません。）

アジアの国以外では、脳と心の関係についてどのように考え、脳の異常に対し、どのように治療をしたのでしょうか。

私たちが医学の歴史を学ぶとき、もっとも驚かされるのは、中南米で多くの頭蓋穿骨の手術が行われたという事実です。メキシコやペルーで、多くの穿骨の手術を受けた頭蓋骨が見つかっているのです。

一五一九年、エルナン・コルテスがメキシコ湾を横断したとき、彼らは南米にカリブ諸島のような原始的な社会があると予測していました。ところが、彼らが目撃したのはプリミティヴな社会ではなく、新世界最大の王国の支配者であるアステカ人の進歩した政府、都市計画のある街、工業、建築技術、象形文字による歴史の記録、農業の技術、難しい数学や医学を含む学問の隆盛だったのです。これは大きな驚きでした。

さらに南には先進国にも存在しない文化と科学をもったマヤ文明、インカ文明などがありました。はるか一五〇〇年も前に、マヤ文明は、正確なカレンダーを持ち、日食を予測し、惑星の運動を予測していたのです。

たとえば、メキシコの気候は植物の生育に適していました。そこでアステカ人は悪霊を追い出すために嘔吐、発汗を引き起こす植物を好んで育てました。インカではキナの木の皮からとられたキニーネやコカを用いていたのです。

強い向精神作用をもつ植物は医学と宗教儀式に重要だと考えられていたのです。サボテンの一種のペヨーテ、キノコの一種のテオナナカトル、アサガオの一種であるオロリウキが基本的なものでしたが、これらの成分はメスカリン、シロシビン、シロシンです。チリではアトロピンの一種であるカミコが用いられていました。

ちなみに中国医学についても少し触れておきましょう。

古典的な中国医学は三人の皇帝によって発展しました。

第一の皇帝は伏羲帝《ふくぎてい》で、ＢＣ（紀元前）二九〇〇年ごろの人です。陰と陽を構成する線の八つの組み合わせから「八卦《はっけ》」を作り出しました。

次は、ＢＣ二八〇〇年ごろの赤帝。彼は自分でためした三六五の薬草の効果を「本草」として発表しました。

もっとも有名なのは、ＢＣ二六〇〇年ごろの黄帝で、『黄帝内経《こうていだいけい》』を著しました。黄帝は、各々の感情には位置する座があり、幸福は心臓に、思考は脾臓、悲しみは肺、怒りと魂は肝臓に宿るとしたのです。

治療としては五つの方法が取り上げられています。まず心を癒す、次は体に栄養を与える、薬を与える、全身を治療する、そして鍼と灸を施すというものでした。

治療としては生薬がもっとも用いられていました。その中でも有名なのは「麻黄《まおう》」で、その成分から後に「エフェドリン」が得られました。これは何千年もの間、刺激剤として用いられ、呼吸の薬、解熱、咳止めなどに使われたのです。

これら薬物と脳の関係については後述することにします。

第3話　気配と雰囲気、他者の感覚

最近、「超過敏」(highly sensitive person; HSP) と呼ばれる人が多くいて、話題になっています。六人に一人は超過敏だといわれます。

超過敏というのは病気ではなく、性格・性質のようなものですが、常識では考えられないような感じ方をするので、人知れず、当人は非常に苦しみます。

じつは、私は典型的な超過敏です。

超過敏状態には波があり、その過敏の度合いが著しくなると、不安や恐怖の感覚が強くなり、医師の診察を受けるように勧められます。私もそうでした。

精神科の医師に診てもらうと、たいてい間違って、うつ病と診断され、薬を処方されます。

しかし、薬はまったく効かず、副作用のみ現れます。ときには副作用から精神に混乱をきたすケースもあるくらいです。実際、異常な精神状態になってしまった人も知っています。

超過敏の人は、他人の影響を受けやすく、他人の言うことをなんでも信じてしまうので、あまり好まない人と会うのが苦痛でたまりません。一方、気の合う人と一緒にいると非常に気持ちがよくなります。

私は人間の周囲に存在する大気は、その人の思いの影響を受けて、酸素・窒素・二酸化炭素など、気体の配列が決まってしまうのではないかとまで思うようになっています。

別の例からはじめましょう。

私は静岡県の旧清水市の出身です。東京に出ていた昭和二八年ごろは東京から清水まで東海道線の列車に乗ると、およそ四時間くらいかかりました。

東京から清水に帰ってくる途中、次第に頬に触れる風の感じが東京とは違い、懐かしい皮膚感覚を引き起こす、そんな感じを抱いたものです。おそらく、ふるさとに対してこのような感覚をもつ人は少なくないと思います。つまり、東京と清水とでは大気の酸素・窒素の配置が違うのではないか、だから肌に触れる感じが違うのではないか、と思ったりしました。

さて、好まない人と一緒にいなくてはならないとき、私はその部屋の雰囲気が非常に不快だと感じます。まるで、部屋の空気の酸素と窒素の配列が乱れていて、規則正しい配列ではないような気がしたのです。

それだけではありません。部屋の壁、机の色などがセピア色をしているように感じたのです。この感じをもったのは私だけでなく、妻も同じように感じたようです。

ある時、嫌な人たちではありますが、どうしても会わなくてはならない事情があり、妻と二人で食事会に出席しました。私にはその部屋の壁紙や空間の色が薄汚れた黄色のように思えたのです。帰りに妻にその話をすると「私もよ」と言うのです。

そこで数日後、本当にその部屋の壁紙が薄汚れたセピア色をしているかどうか、確かめに行ってみました。すると、部屋の壁は非常にきれいな壁紙に覆われていたのです…。

この経験から、偉大な画家ルノアールなどには外界が非常に美しく見えるのではないかと思

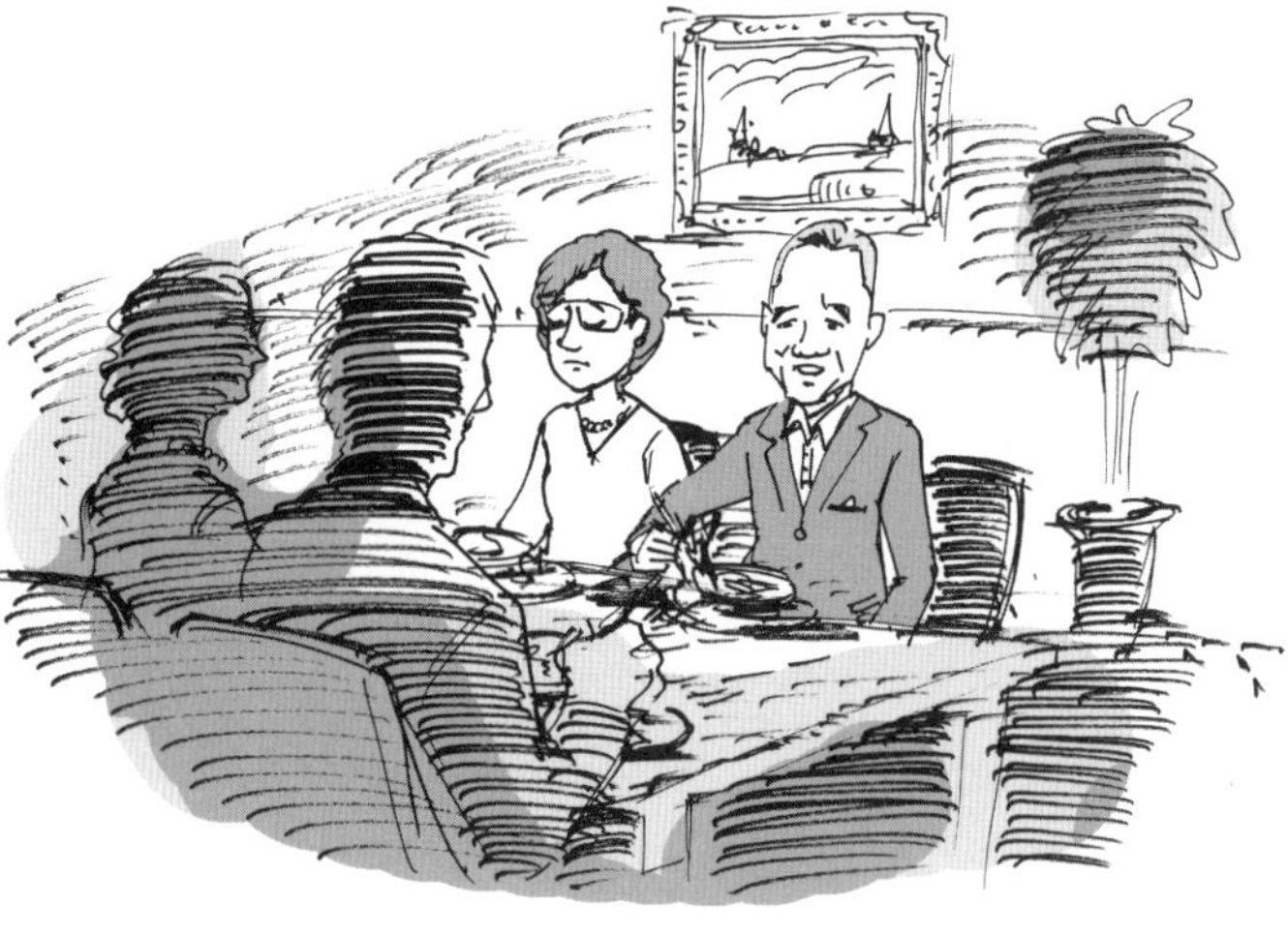

うようになったのです。私がルノアールの絵の実物を見たのは昭和四一年ごろ、米国のシカゴ美術館でした。それまではもっぱら複製写真版の絵を見ていたので、実物の色の美しさに改めて驚愕したのを覚えています。

このような話を引き合いに出すまでもなく、他人の意図とか気配とかを感ずる仕組みが次第に分かってきました。

もともと脳は全体として働いている、と考えられていました。

一八世紀の半ばにオーストリアで生まれたフランツ・ヨーゼフ・ガルという神経解剖学者がおりました。彼には親しい友人がいて、その男は非常に記憶力がよく、目が大きく飛び出している風貌の持ち主です。その後、調べてみると記憶力のよい人はみな、目が大きくて飛び出ているような形をしていた、と。なぜか。突き出た目をもつ者は、その後ろにある脳の部分が発達しているのでせり出していると考え、記憶は眼球の背後の脳によって支配されるのではないか、とガル教授は考えたのです。実は、記憶を引き出すのは前頭前野ですから、この考えはかならずしも間違っているとはいえないわけです。

この理論から、ガルはいろいろな能力をもつ人の頭蓋を調べ、さらに過去の人物では肖像画などから類推して、脳の機能を脳のいろいろな部分に割り当てたのです。その結果、大脳には二七の機能分担があるとしました。これを「骨相学」といいます。

さらに、一九世紀半ばのフランスの神経科医師、ピエール・ポール・ブローカの実験結果を見てみましょう。

脳梗塞によって何を聞いても「タン」としか言わないので、「タン」と名付けられた患者がいました。死後、彼の脳を解剖すると、左の脳の前下に脳梗塞があったのです。ブローカは、ここが言語機能のうち発声を司る中枢ではないかと考えました。その後、それ以外の脳の機能もいろいろな部分で分担されていることが分かったのです。

また、運動については前頭葉の後ろの方に「一次運動野」があり、ここを刺激すると対応する体の部分が動くことなどが知られるようになりました。さらに、その前の方に「前運動野」という部分があり、ここは運動の意図、実行の指令を出すところで、ここの指令が運動野に伝わり、運動が起こるということも分かってきたのです。前頭葉と頭頂葉を分ける溝が「中心溝」で、その前が「一次運動野」、その後ろが「体性感覚野」といわれます（四八頁参照）。

ところで、他人の行為を真似する細胞があります。この独特の細胞は、イタリアのパルマ大学で研究していたジャコモ・リゾラッティ博士のグループにより発見されました。彼らは前運動野に電極を刺して、ものをつかんだり、支えたり、引き裂いたりする行為の際の反応に注目していたのです。

このような、ものをつかむ行為を司る細胞は、サルの場合、前運動野のＦ５野という部分にあります【図３－１】。サルがものをつかむと、ここにある細胞がはげしく活動します。この活動はスクリーン（オシログラフ）の上に波（インパルス）として表れますが、同時に音としても聞こえるようになっています。

ある日、研究者の一人、ヴィットリオ・ガレーゼが実験の休憩のときにふと手元にあるものをつかんだところ、突然電極につながっているコンピュータから激しい音が聞こえてきました。ガレーゼは不思議に思います。サルはものをつかむという行為をしていません。ところが、つかむ時に活動する神経細胞が活動していたわけです。

運動という行為がまったくなされていない時に運動を指示する神経細胞が活動している。これはどういうことでしょうか。この細胞は、鏡のように相手の行為と同じものを写すという意味で、「ミラー細胞」と名付けられています。

もっと研究が進んで分かったことは、Ｆ５野の細胞は、ものをつかんで口にもっていった時のつかむ行為と口を動かす行為に反応するのですが、そのうしろの方にあるＦ４野の細胞は、サルが腕や首や顔を動かした時に反応するのです。

さらに大事なことは、これが見るという行為と結びついていることです。私たちがものを見ると、その像は視神経を通って後頭葉の視覚野に送られます。この視覚野と運動を直接司る一次運動野の間には連絡がありません。しかし、Ｆ４野、Ｆ５野の間には連絡があるのです。さらに、これは視覚野からの直接の連絡ではなく、頭頂葉の前の方からの連絡を受けているということも分かりました。つまりミラー細胞は、サルの場合にＦ５野、Ｆ４野、前運動野という部分にもあることが分かったのです。

一方、ヒトの脳ではどうなるのでしょうか【図３－２】。

ヒトの運動に関するミラー細胞で、Ｆ４野、Ｆ５野に対応するのは44野と40野だということが分かってきました。つまり、ヒトの場合でも他人の行為を見る時に視覚野からの情報が40野に伝えられ、さらに44野や中心前回下部に伝えられるのです。さらに大事なことは44野がブローカの言語中枢とオーバーラップしているということです。つまりはミラー細胞の活動には言語が関与していることを示しています。

サルのＦ５野の細胞に電極を刺し、この活動を記録します。この細胞はサルがスイカなどをとって、口に入れる時に反応します。しかし、これを容器に入れる時には反応しません。さらに、この細胞はそばにいるヒトがスイカを取って口に入れる時に反応をするのですが、ヒトがこれを取って容器に入れる時には反応しないのです【図３－３】。

以上のことから、次のことが分かります。

［3－1］サルの脳　ミラー細胞のありか

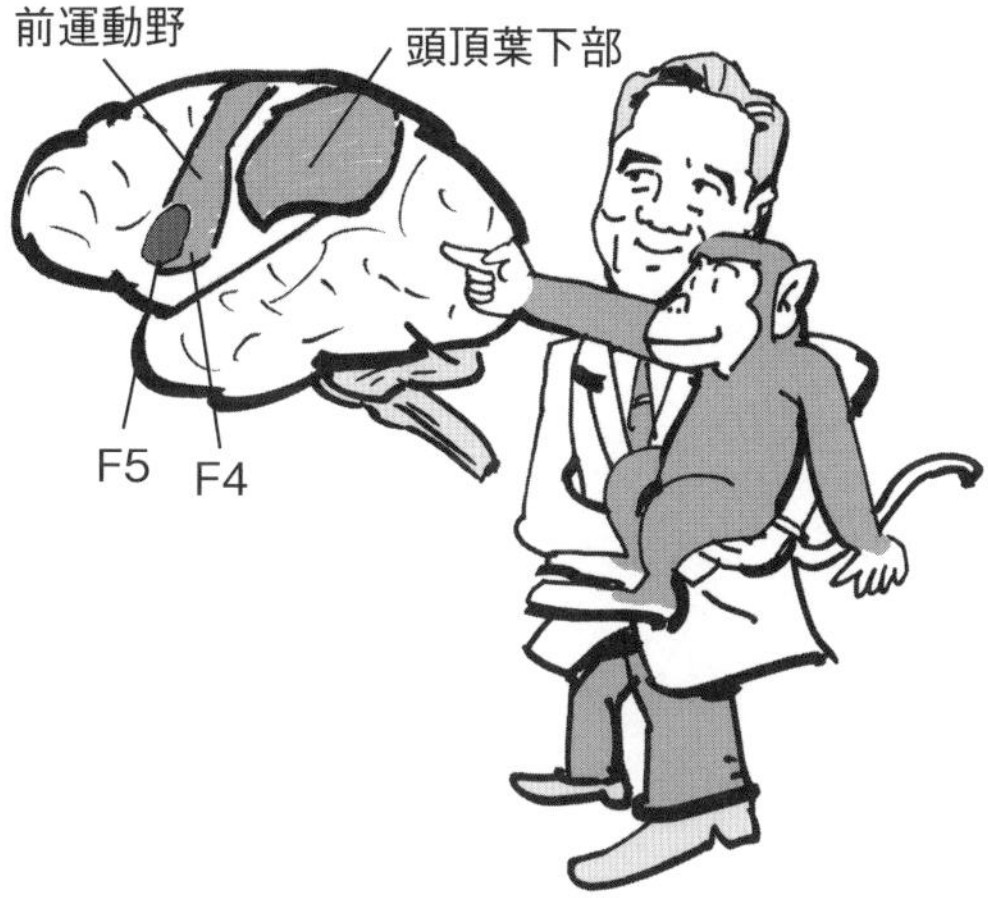

［3－2］ヒトの脳　運動に関するミラー細胞

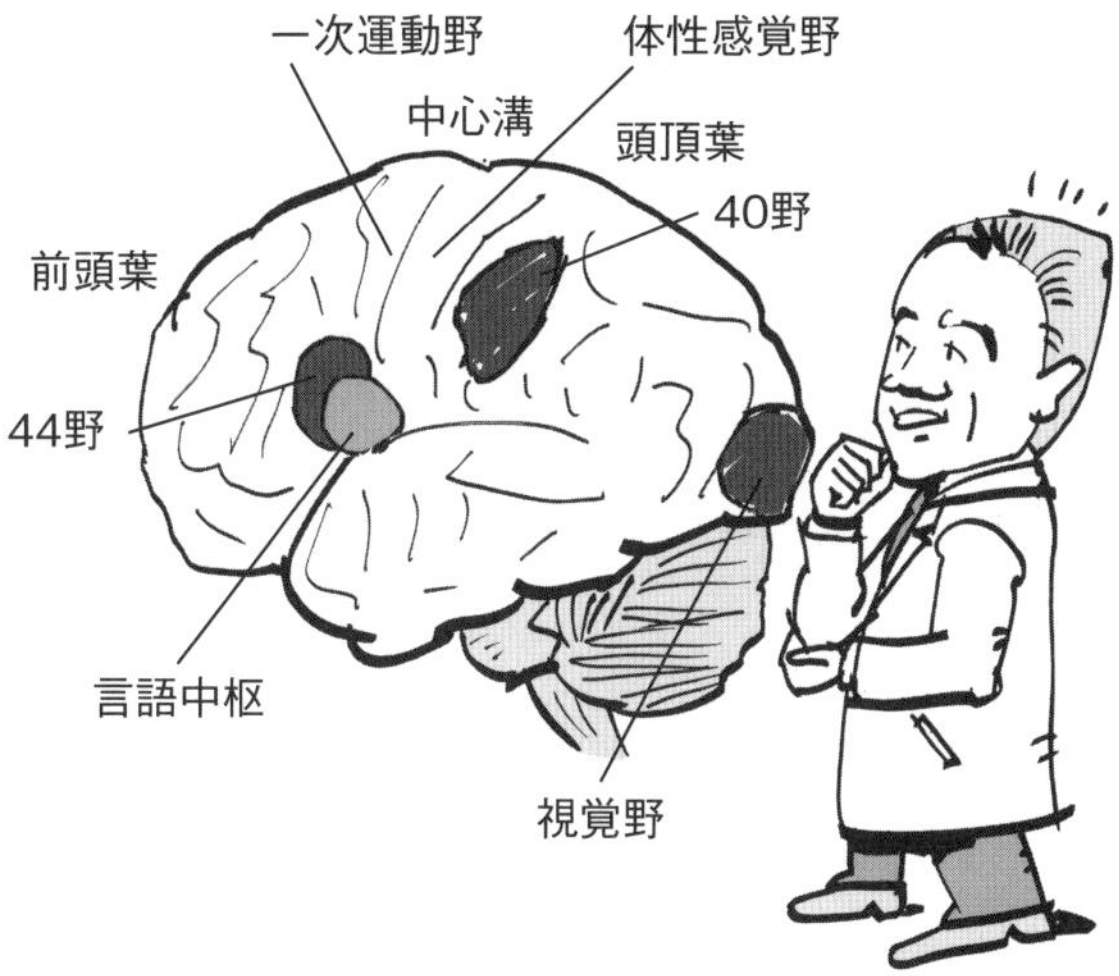

[3－3] サルのミラー細胞の実験

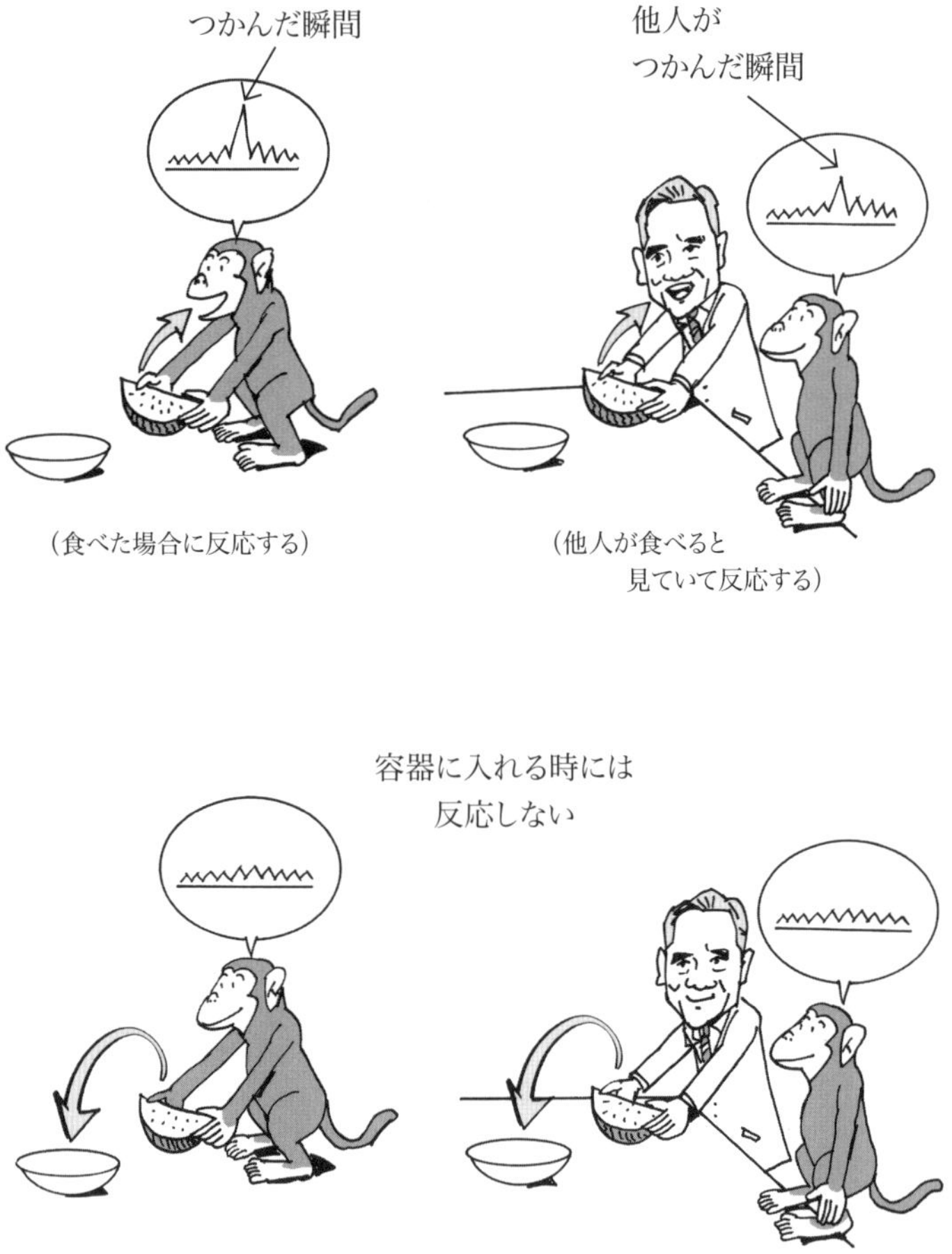

つかんだ瞬間
他人が
つかんだ瞬間
（食べた場合に反応する）
（他人が食べると
見ていて反応する）
容器に入れる時には
反応しない

他人がある形のものを取り上げ、口に入れようとする時、私たちの脳の中ではあるミラー細胞が活動します。それは他人の行為をそっくり真似するように活動しているのです。

じつはほとんどのミラー細胞（八五パーセント）は食べ物をくわえる、噛む、吸うというような行為を見た時に反応します。食べ物を口に入れる時に活動する一次運動野の細胞は44野の近くにあり、言語中枢の近くにもあるのです。このことは真似するという行動に関係する細胞が言語の細胞とも緊密に関係していることを暗示しています。

こうして言葉自体が言語のミラー細胞によって獲得された、と考えられています。これは口の運動の近くにあり、進化の過程でミラー細胞の活動が高度に高められている部位であることと無関係ではないでしょう。また言語、聞いた言葉がミラー細胞を介して運動を引き起こすという仕組みも運動野と言語中枢、ミラー細胞が非常に近くにあって発達してきたからだと考えられるのです。

私たちは、他人の行動を真似し、その技術を獲得します。このことはミラー細胞なしには不可能です。もし、真似をする対象の行為が望ましいということになると、私たちはその行為を自分のものとして獲得し、その行為がしやすいような人物になってゆくのです。これはすべての技術に当てはまることだといわれています。

サルのＦ４野の細胞が運動を模倣すると言いましたが、感覚（触覚など）にも刺激されるということが分かっています。皮膚を触ると、Ｆ４野のある細胞が反応します。この皮膚の上の方に物体があると、視覚野はこれに刺激され、さらに頭頂葉に刺激を送ります。他人の口の動き、首の動き、腕の動きのような運動の場合にはＦ４野の細胞が活動します。

私たちが外界を見る時、その見ている範囲を「視覚受容野」といいます。視線をあるところに固定すると、それでも周囲を見ることができます。この見える範囲が「受容野」とよばれるものです。

真正面を見るよう首を固定し、被験者は前方に視線を集中させます。これが左目なら、左側に視覚の受容野があり、ここに侵入してくるものはなんとなく分かります。はっきりしないのは、この物体の像がもっとも感度のよい網膜の部分に結ばれず、解像度が悪い網膜の端に焦点が結ばれるからです。

さて、図３－４に示すように、頭を固定して☆の部分を注視させます。左の頰の上の空間は視覚受容野がありますから、ある距離、数センチから五〇センチの範囲の空間では、ここに入ってくる物体を意識します。この時に皮膚の刺激で興奮する体性感覚野（頭頂葉）の細胞を調べると、活動しているのがわかります。さらにＦ44野の細胞も活動しているのです。つまり皮膚は、何かが近づいてくるということを感じていることになるのです。

このような感覚から、遠くに見えるもの、それが意識の中に入っていないとしても、何か体で感ずる仕組みがあるのがわかります。「気配」として感ずるわけではありません。もちろん、何でも気配として感じるわけではありません。見えているものが、普通は景色であったり、人であったりします。しかし、普通は景色、人、物体は表れたり、消えたりします。ところが、人の姿が、何か普通と違う行動をとっていると感じる時には、これが皮膚に感じられるのです。

たとえば、普通の場合にはある時に右側の遠くに見える人の姿が、時間がたてば消え、また新しい人の姿が現れ、これがくり返されます。ところが、このような経験則に反し、同じ人が別の時に少し異なった位置に現れ、さらに別の時にはさらに異なった位置に現れるということがあったとしましょう。このような場合には経験から、この人物が何か意味をもって自分の近くにいると感ずる

［３－４］ものを見ていないのに皮膚は感じている…

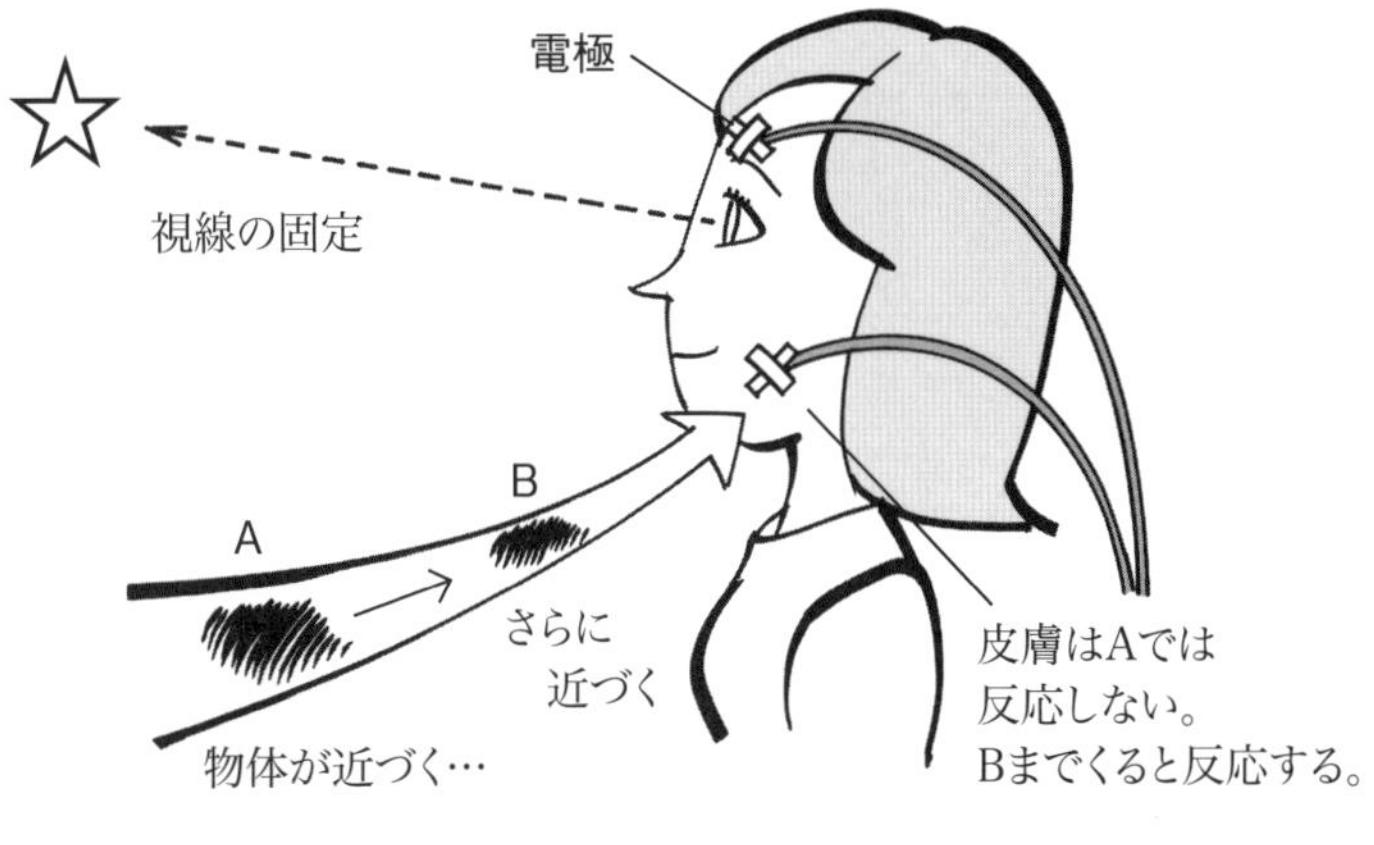

のが当然です。このような場合には、体性感覚の受容野、つまり触覚、圧覚などの受容野は非常に遠くまで広がり、ここにある人物を皮膚で感ずるようになるのです。これが「五感」であり、さらに「気配」なのです。

では、後ろの方にいる人、つまり視覚の受容野の中に入らない人とか物体を、気配として感ずることがあるのでしょうか。後ろの方に立っている人を感ずるという場合があるのでしょうか。

もちろん、後ろにいる人が声を出す、足音を立てる、洋服のすれる音を出すという場合には、そこに人がいるということが知られます。そうなると見えないのに、そこに皮膚感覚の受容野が現れます。そこで感ずることができるのです。

さらに、人が立っていると微妙に体温からの赤外線を感ずるということもありますし、そこに人がいるために、目に見える場所にいる他の人たちの動き、態度が違うということもあるでしょう。このようなことが後ろにいる人についての皮膚感覚の受容野を形成するということになるのです。

このような例が示すのは、他人というのは姿で感ずる存在ではなく、皮膚でも感じ、もしかしたら音（声）、匂いなどのすべてで感ずるものだということです。

では、音、匂いなどがない場合、気配を感ずることはないでしょうか。

大勢の人のいるところで、みんなに関心のある話が出ると、みんなが「聞き耳を立てる」という経験をすることがあります。明らかに人々の耳がこちらの声を吸い込もうとしているように思えます。

一方、こちらの自慢話のような話で、周囲の人が聞きたくないような、こちらの声が耳に入らないように圧力をかけているような気がすることもあります。

これは電話のときにはっきり出るように思えます。私が相手の非常に関心のあることを話そうとすると、受話器の向こうでこちらの声を引き込もうとするような力を感じます。逆に嫌なことを伝えようとすると、向こうの耳からこちらの声を押し返そうというような力を感ずるのです。

人から聞いた話ですが、就職活動の結果の電話を待っているとき、内定が決定したときの電話のベルの音は違うというのです。

別の例をあげましょう。

自分の部屋に誰かが入ったという気配を感ずる、そういったことはありませんか？　もしかしたら、いつもと椅子の位置、机の上の書類の並び方が違うということを察知したのかも知れません。

あるとき、私は自分の部屋に誰かがいるような気がしたことがあります。しかし、だれもいません。しばらくすると、秘書をしている娘から電話があり、今日、そちらに出向いたけれど、ドアに鍵がかかっているし、インターフォンでも答えなかったから、家に帰ったというのです。

これなどは、人がいなくても、その人の思いが残るという例ではないでしょうか。

第4話　快感と嫌悪を感ずる仕組み

お酒を飲むとよい気持ちになり、騒ぎ立てるということはよく目にしますね。果たして、お酒は心に影響を与えるのでしょうか、それとも脳に影響を与えるのでしょうか。私は、脳と心とは別もので、脳はあたかもテレビの画面のようなもの、他方、心は電波で送られてくるプログラムのようなもの、そんなふうに考えているので、お酒は心の出入り口である脳に影響していると思っています。

さて、私たちの脳には一〇〇〇億くらいの神経細胞がありますが、神経細胞は長い「軸索」といわれる突起を出し、他の神経の多くの突起とか細胞体そのものとつながり、情報のやり取りをしています。そのやりとりは、突起の末端から出る「神経伝達物質」と呼ばれる物質が次の神経の膜にある「受容体」と呼ばれる部分と結合し、情報が伝わるのです。情報を伝える主な伝達物質は「グルタミン酸」ですが、その情報の伝わり方を減らす、つまり、抑制する物質もあります。「ＧＡＢＡ（γアミノ酪酸）」がそれです。ＧＡＢＡがあると、神経が抑制され、興奮がなくなります。

しかし、おかしいとは思いませんか？　もしアルコールが神経の活動を抑制するなら、なぜ人はお酒を飲むと解放されたように元気になり、日ごろ無口な人もしゃべりまくるようになるのでしょうか。

じつは、脳内には興奮神経と抑制神経が入り組んで分布しており、たとえば脳内の快感を感ずる部分の「側坐核」とか「中隔核」にも抑制神経が分布しています【図４－１】。この神経が抑制されるので、結果的には楽しくなるのです。

酒を飲むと次第に闘争的、喧嘩腰になる人も多くいます。いわゆる酒癖が悪いという人たちです。このような人は日常強く抑制されていて、仲間や上司に対し、日ごろ口に出せないようなことを言ったりするので、座が非常に気まずくなったり、荒れたりします。快感をある程度抑制することで、このような状況は回避されます。

嗜好の代表といえば、喫煙でしょう。たばこにはニコチンが入っています。脳内にはニコチンと反応する受容体があり、神経が刺激されます。その神経はさらに脳内の快感領域である側坐核とか中隔核を刺激し、「ドーパミン」を多く出させます。

［４－１］脳の快感領域

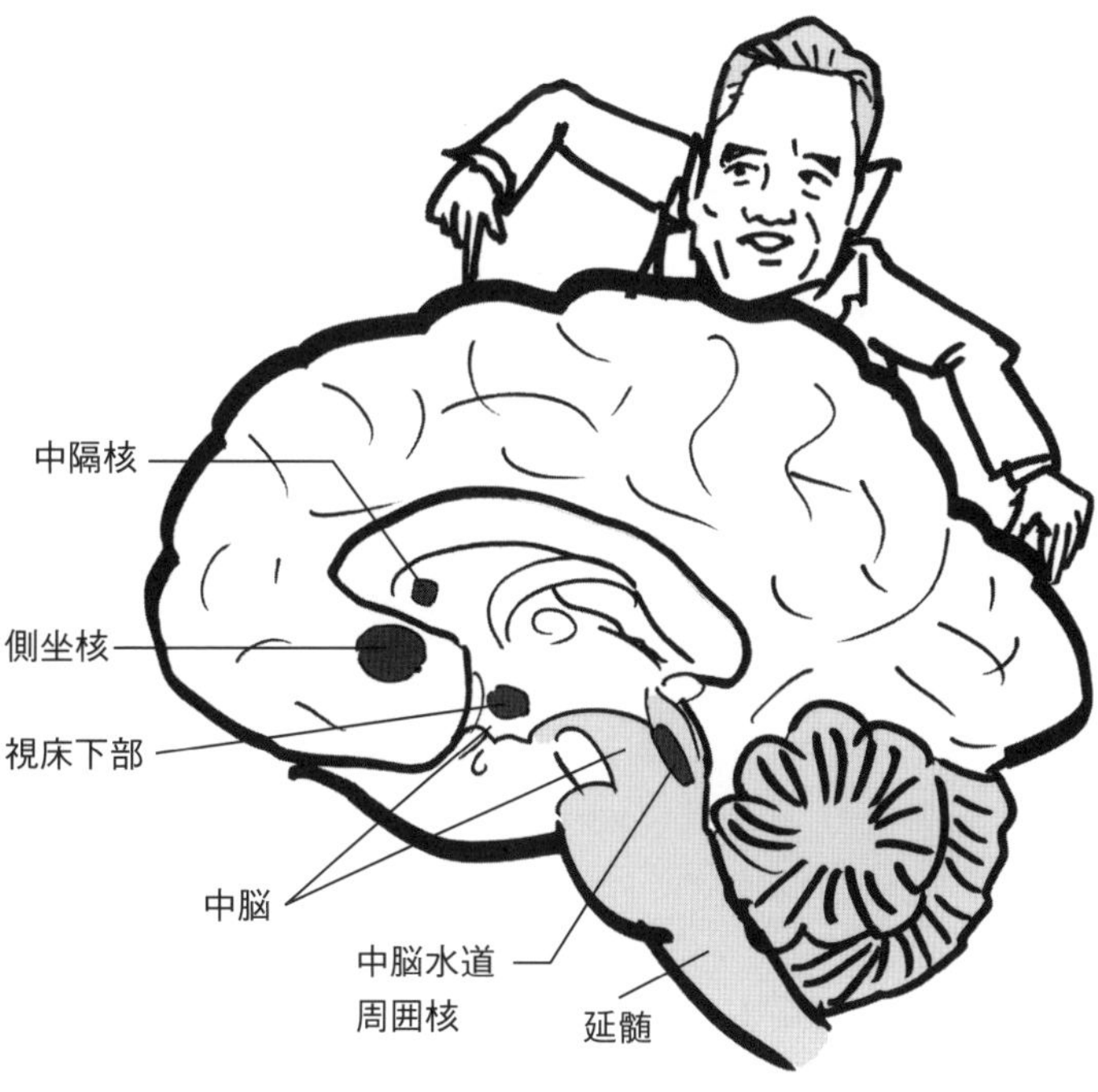

ドーパミンは快感、意欲を引き起こします。そのために芸術、学問などを専門にする人は脳を刺激するために、たばこに害があると分かっていても吸い続けるようです。精神医学で有名なジークムント・フロイトは晩年、健康上の理由で喫煙をやめましたが、「自分はたばこをやめることで実に多くのことを失った」と嘆いています。

では、快感領域、さらにドーパミンの作用はどのように見出されたのでしょうか。

一九五四年のことです。カナダのモントリオールのマッギル大学にいたジェームズ・オールズとピーター・ミルナーは、脳のいろいろな場所に電極を入れて電気を流し、脳を刺激する実験をしていました。

ある時、ラットは刺激されると、刺激をさらに望むかのような行動をしたのです。そこで彼らはラットが快感を感じているのではないか、と考えました。そして、ラットが本当に快感を感じているかどうかを知る方法はないか、さらに実験をつづけたのです。

オールズは脳の中に小さな電極を入れ、それにつながるコードを身体の外に出し、スイッチにつなぎました。ラットがレバーを押すとスイッチが入り、脳内に電流が流れるようにしたのです。刺激する場所としてはまず、視床下部が選ばれました。視床下部は食欲・性欲・体温調節・飲水・睡眠などを調節する部位です。快感と密接な関係があるはずです。

さて、電極は視床下部の外側部に入れられます。そして、レバーはラットの足元におかれました。あとは偶然ラットがレバーを踏むのを待つばかりとなります…。

ある時、偶然レバーを押したラットは、その後、レバーを絶え間なく押し続けるようになりました。

さらに、別のレバーが同じ箱に据え付けられます。これを押せば餌が出るような仕組みにしました。ところが、ラットは餌が出ても、それを押し続けようとはせず、電気を感じるレバーの方を押し続けたのです。

餌を食べることは喜びを感じるものです。しかし、電気刺激によって得られる快感はそれをはるかにしのぐようにみえました。これが本当に電気刺激によるかどうか知るために、オールズは電流を切って、レバーを押しても電気刺激にならないようにしました。すると、ラットはレバーを押さなくなったのです。

次にラットが入っている箱の床に電流を流し、ラットがレバーに近づくと電流が流れるようにしました。ところが、このような痛みの刺激にもかかわらず、ラットはレバーに近づいて、これを押そうとします。床を流れる電流の強さを増すとラットは一時的に意識を失います。しかし、目覚めるとまたレバーを押そうとするのです。

こうしてラットは、一日五千回もレバーを押し続けました。これを見たオールズは「ラットはこの部位を刺激しているとき、明らかに刺激を楽しんでいるようだ」と書いています。

動物実験を経て、ヒトの脳のメカニズムも解明されてゆき、その後、もっとも刺激したがる部位は、側坐核、中隔核（領域）、中脳の腹側被蓋であることが分かったのです（五九頁参照）。また、脳のある部位を刺激されると嫌悪を感ずる場所があるらしいことも分かりました。この部位に電極を入れても刺激したがらないのです。これは快感領域の外側にあります。現在では、快感領域とか不快領域と呼ばず、「報酬系」「嫌悪系」と呼んでいます。

このような快・不快を与える場所はラットの脳ではどのくらいの大きさを占めるのでしょうか。快感を感ずる場所は脳の三五パーセントくらいで、不快を感ずる場所は五パーセントくらいだと計算されています。このように快感を感じる場所の方が大きいことは、進化の過程で快感を感ずる能力の大きい動物の方が生存に優位だったことを意味します。

では、なぜ嫌悪を感ずる場所があるのでしょうか。たとえば、食べると身体に毒になるようなものを摂取すると、嫌悪の領域が活動します。つまり身を守る手段です。あるいは、自分より強いものに出会う時には、それから逃げて闘わないということも生存に必要だからでしょう。さて、快感を感ずる側坐核とか中隔核は、中脳の腹側被蓋というところにある神経細胞の突起につながっています。腹側被蓋はその神経突起の末端からドーパミンという神経伝達物質を放出して次の神経を刺激します。

オールズの実験後に多くの研究者は、脳のいろいろな場所に電極を入れて脳を刺激しました。

その結果、大脳の側面（側頭葉）の下部にある扁桃体（扁桃）という部位を刺激すると動物は毛を逆立て、歯をむき出しにして、怒りの表情を示したのです。時には恐怖から逃れようとします。敵もなにもいないのに、逃げる格好をします。

これをヒトの脳の場合で説明すると、恐怖を与える敵を見た場合、その像は視神経を介して後頭葉の視覚野に送られます。この刺激はさらに扁桃体に送られ、視床下部などに刺激が伝わります。すると視床下部の交感神経が刺激され、毛が逆立ったり、血圧が上がったりするのです【図4－2】。

発作的に凶暴になり、人を殺したり、傷つけたりするような人もいます。このような人の脳の脳波を記録すると、発作時には扁桃体が興奮しています。ところが、発作が終わると、まるで何事もなかったようにニコニコしたりします。このような人物の脳を調べると扁桃体に傷があり、そこからテンカンのように刺激の発作が広がることが分かりました。

では、人間の場合、このような場所を刺激することは許されるのでしょうか。

大脳には「帯状回」という部位の前の方に「膝下野」というところがあります。この部位などに電極を入れて刺激することが試みられています。

強度のうつ病が長く続いたり、ガンの末期で痛みに耐えられないような人にこのような部位の電気刺激、脳の深部刺激が許されています。

［4－2］脳の嫌悪領域（恐れや怒りの刺激の流れ）

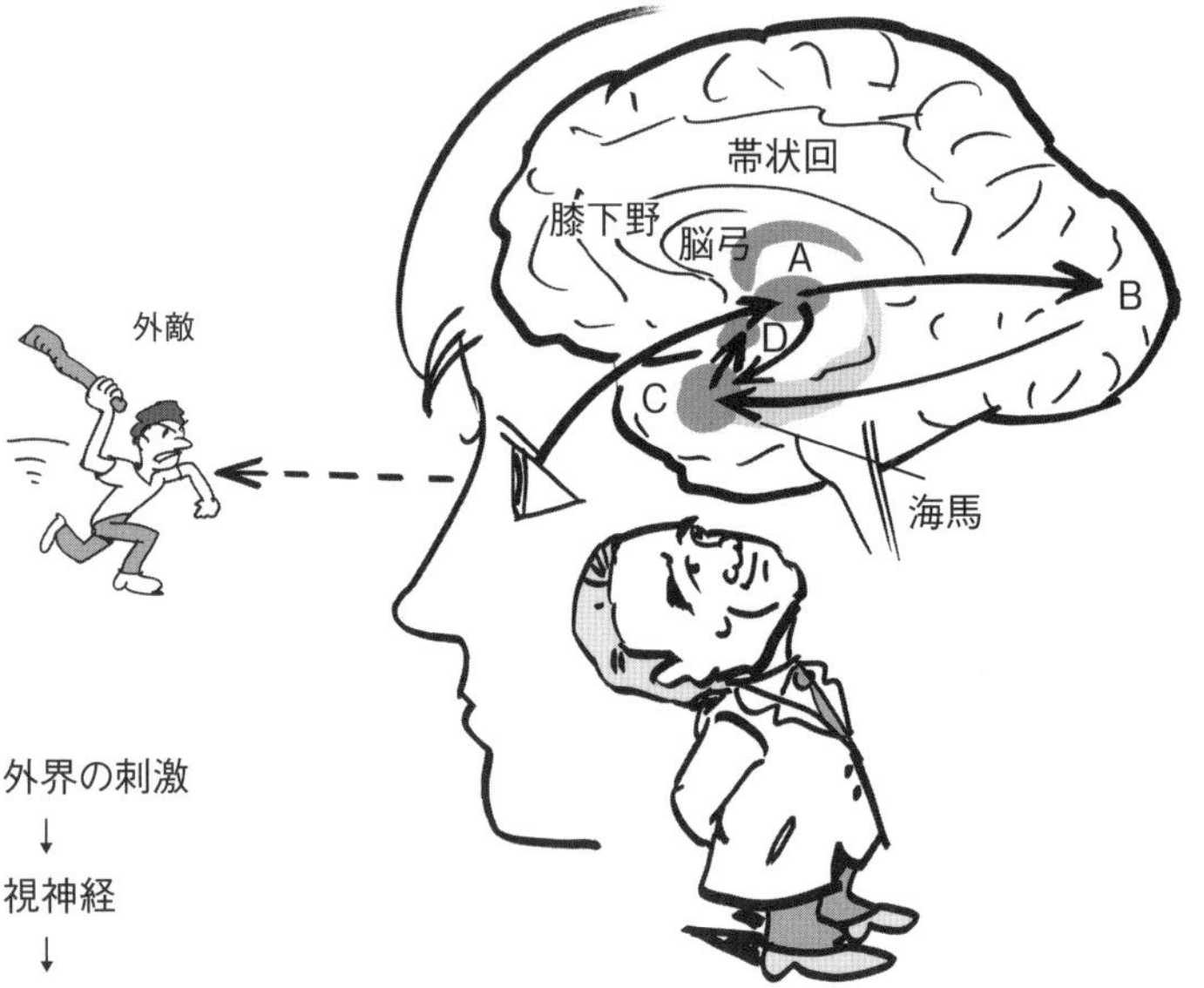

外界の刺激

↓

視神経

↓

A　視床

↓

B　視覚野

↓（バイパス）　皮質（視覚野）

C　扁桃

↓

D　視床下部

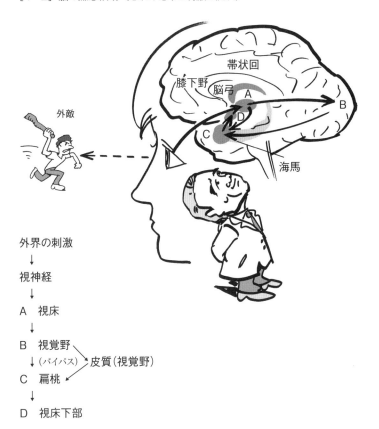

うつ病が続き、薬でも治らず、精神が崩壊しているような人に脳の深部刺激を施し、どのように感じたか聞きます。すると「なんとなく、気分が楽になった」などという答えが返ってくるのです。ですから、ヒトでも快感の領域を刺激することが可能です。

では、このような刺激は脳とともに心も刺激しているのでしょうか。非常に難しい問題です。私は薬や手術で苦しみを軽減する方法は、いわば心を覆うマスクを変える、あるいは、テレビの受像機を調整するのだと考えています。つまり本質的な苦しみの軽減でなく、一時的な手段で、副作用も大きいと思っているのです。


前述したように、ドーパミンを放出させる物質とか刺激は快感をもたらしますが、他方、不安を引き起こす物質はあるのでしょうか。あるいは、不安を軽減するにはどのようにしたらよいのでしょうか。

外界の刺激は視覚・聴覚によって受容され、それが自分に危害を加えそうだということが認識されると、その情報は扁桃体に送られます。後で述べるＬＳＤのようなものを摂取すると、耐えられない恐怖を感ずるという人もいます。おそらく扁桃体が刺激されているのでしょう。

このような不安、恐怖を軽減する物質はあるのでしょうか。

たしかにアルコールを飲むと一時的に悩みを忘れることができます。しかしその後かえって自責の念が増したり、不安になったりする、そんなことを経験した人は少なくないでしょう。私はお酒の会に出た翌朝は、「なんということを言ってしまったのだ」と慙愧の念で苦しむことがしばしばでした。この不安の再発を抑えるためにさらにアルコールを飲んで依存症になる場合も少なくありません。つまり、飲酒は不安の軽減にはつながらないのです。

繰り返しますが、不安を抑えるような物質は脳内にあるのでしょうか。

一九四五年当時、抗生物質のペニシリンが開発されていたのですが、これはグラム陽性菌という細菌にのみ効果があり、たとえば、大腸菌のようなグラム陰性菌には作用しません。そこで抗生物質の構造を変えて、グラム陰性菌にも作用するようにしようという試みがおこなわれていました。

その過程で合成した薬をネズミに投与してみたところ、ネズミは全身の骨格筋が弛緩し、一見マヒしているように見えたのです。ところが、この物質は心臓や呼吸器・消化器の筋肉にはまったく影響を与えないことが分かりました。さらにネズミは意識がはっきりしていて、周囲のことが分かっているようでした。これは今までの麻酔剤とも睡眠薬とも異なっていました。研究者はこれを「メフェネシン」と名付け、精神安定剤の第一号になったのです。

メフェネシンを合成したバーガー博士はさらに「メプロバメート」という薬を合成しました。これは精神を安定させる効果があったのです。さらに興味深いことに、メプロバメートは不安をもつ人には鎮静作用があり、不安をもたない人には作用しません。

じつは不安を抑える脳内物質は先に述べたＧＡＢＡ（γアミノ酪酸）だということが分かってきました。その後、ベンゾジアゼピン系の物質が発見されたのですが、これが不安にもっとも有効であることが分かったのです。ベンゾジアゼピンはＧＡＢＡの作用を強める薬です。ベンゾジアゼピンが受容体に結合するとＧＡＢＡの作用を高め、神経の興奮を抑えるのです。

また麻酔薬として知られるバルビツール系の薬物もＧＡＢＡの受容体と結合し、麻酔作用を持たせます。つまりＧＡＢＡは興奮神経を抑制しますが、とくに不安の時に活動する神経を抑制し、私たちを不安から救ってくれるのです。ちなみに、ベンゾジアゼピン系の薬物で不安神経症にもっとも効果のある薬はザナックスという商品名の物質です。

さらに、ＧＡＢＡは睡眠の際に放出される物質でもあるのです。覚醒の神経を抑えることで睡眠を誘発します。だから睡眠剤はＧＡＢＡの活動を高めるものがほとんどです。

これは私たちの脳には興奮と抑制のバランスが欠かせないということを示します。興奮し、考え続けると考えは堂々めぐりをしたり、次から次へと嫌なことも一緒に思いだしたりします。考えるべきことを考え、考えるべきでないことを考えないようにするため興奮系と抑制系の神経があるのです。

第5話 脳の発見

古代人が考えていたこと

エジプト時代の出来事はパピルスに記録されています。脳についてのパピルスの記載は、じつに不思議な過程を経て知られるようになりました。

考古学者のエドウィン・スミスは一八六二年、テーベの古代都市であったルクソールを旅したとき、大量のパピルスを買わないかともちかけられました。ある遺跡の棺から発見されたものので、おそらく埋葬されていた人物が所有していたものだろうというのです。

さらに数か月後、スミスは別の商人から別のパピルスを買わないかと誘われます。スミスはパリとロンドンでエジプト学を学び、ルクソールに数年住んでいましたから、それを見て、最初のパピルスに欠けているものが書かれていると見抜きます。そして、このパピルスが医学を扱ったものであることも理解していたのです。

もともとエジプトのヒエログリフ（象形文字）の解読は、有名なロゼッタストーンに刻まれていた文字の解明に始まります。一七九九年にナポレオンとともにエジプトに遠征した砲兵大尉プサールがナイル川の河口の街ロゼッタでその石を見つけたのです。一八二二年、ジャン・フランソワ・シャンポリオンがこれを解読してから、エジプトの遺跡から発掘された多くの記述物の解読が可能になりました。

スミスはシャンポリオンと同時代に生き、この事件を知っていたはずですが、自分でパピルスの解読作業はしなかったし、専門家を雇って解読させようともしませんでした。

スミスの死後、彼の娘がこれらのパピルスをニューヨーク歴史協会に寄付しました。協会はシカゴ大学のジェームズ・プレステッドに研究を依頼。プレステッドはドイツでエジプト学を学び、エジプトでもかなりの期間を発掘に費やした人物です。そしてアメリカ最初のエジプト学教授に就任。彼は古代エジプト語の翻訳に強い興味をもっていたので、ついに「エドウィン・スミスの外科パピルス」と呼ばれたこの記述物の解読が可能になったのです。

これに書かれたものを見ると、紀元前二六〇〇年も昔、すでに脳についての記述があったことに驚かされます。ただし、原典は残っておらず、三回にわたって書き直され、今日の形になっているのです。

さて、このパピルスには四八の体の怪我についての記載があります。頭部から始まり、全身の怪我について述べられており、頭の怪我は二七例、挙げられています。

脳には隆起がありますが、この形は当時工芸に用いられていた溶けた銅の波形の残りに譬えられています。また、脳には膜があるとの記載もあり、これは現在の脳膜のことと思われます。さらにその膜の下には水様のもの、つまり脳脊髄液があると述べられています。

脳の怪我については、脳から非常に離れた体の部位に影響があるとしています。たとえば、脳に傷害があるときには反対側の体にマヒが来る、とあります。面白いことに、もし頭が一方から強い打撃を受け、反対側に押しつぶされると（つまり反対側の脳が打撃を受けると）、打撃のあった側と同じ側の体にマヒが来るとしています。

また患者が失語した場合には、治療してもよくならないとも述べています。さらに左の頭蓋の怪我で失語症になったという患者の例があげられています。現在の言語中枢が左脳にあるという考え方と一致するものです。

では、古代エジプト人は、心はどこにあると考えていたのでしょうか。

彼らは、心は脳でなく、心臓が魂の宿るところと考えていました。また、心臓からの管がすべての臓器につながっていると考えたのです。この管は動脈、静脈だけでなく、神経や腱なども含まれます。エジプト人は、神経はこの管のごく一部にすぎないと思っていたのです。

彼らはまた、この管をいつも開いておくことが大事だとも考えていました。そのために出血をさせる瀉血は重要な治療法でした。病気というのは、この管に異常を来すか、管がつながっている先の臓器の異常によって生じるとされたのです。

実は、パピルスは、エドウィン・スミスのパピルスだけではありません。

「エーベルス・パピルス」という文書があります。これはＢＣ（紀元前）一五五五年に書かれていますが、内容は、第三王朝どころか、ＢＣ三一〇〇年からＢＣ二八九〇年に存在した第一王朝までさかのぼれるとされます。これには、頭痛とかパーキンソン病らしい病気のための処方が書いてあります。その内容は、動植物からとった薬を使うというもので、特別なものではありません。しかし、エジプト人は病気を、悪魔が身体に不可逆的な変化を起こす前に、取り除いてやることが必要だと考えていたことが分かります。このような悪魔（悪霊）は便、尿、汗、息から外に出てゆくと考えたのでした。

では、エジプトでは、人は死後どのようになると捉えていたのでしょうか。彼らは心臓が生前の善悪の記録を正確に書き留めている、と考えていました。死後すぐ、心臓は羽と重さを比べられます。罪があれば、心臓はそれだけ重くなる。その結果、魂は天国に行くか、デバウラーと呼ばれる魔物の餌にされるか、二つに振り分けられるのです。デバウラーはカバ、ライオン、ワニからなる伝説の動物です。このような重要な役割をする心臓なので、埋葬の際には体から取り出されなかったのです。

次の文化は、ギリシャで発展しました。ギリシャの医学は現代医学の基礎となっています。ギリシャの医聖ヒポクラテス（BC四六〇年〜三七五年）の「誓い」は、今でも西欧の医学校の卒業式で読み上げられ、生涯守ることを誓います。余談ですが、私は数年前、エーゲ海クルーズをしましたが、どこまでも青く澄んだ海、晴れ渡った空を見ていると、ギリシャ神話が想像の物語でなく、実際にあったことではないかと実感させられました。

さて、ギリシャ人も最初はエジプトの影響を受けて、心は心臓にあると考えていました。BC四八〇年までの初期ギリシャでは、人は神によって創られ、支配され、神の意のままに生きているという考えをもっていました。神の怒りが病気を生み、疫病を流行させ、人々を死に追

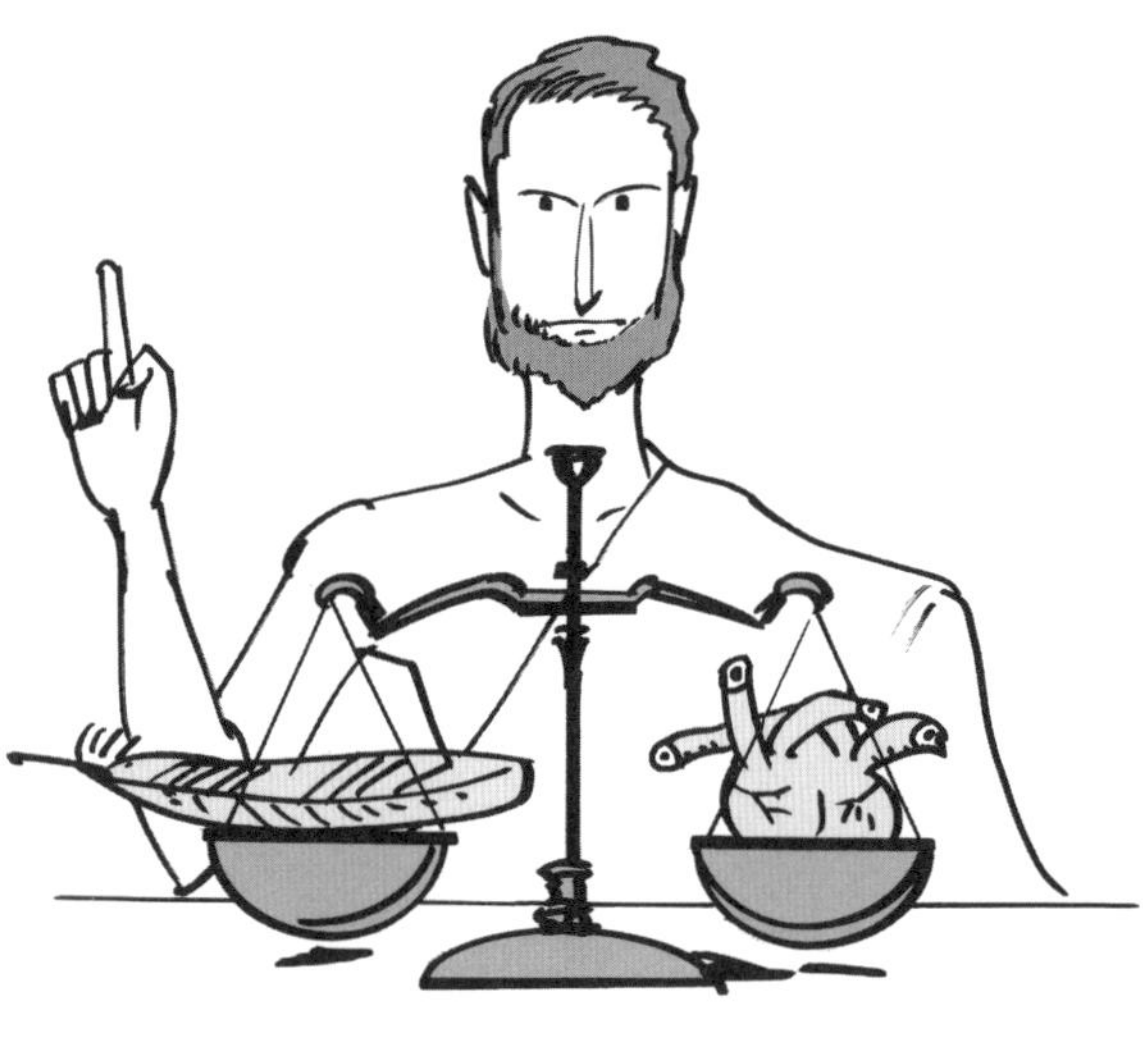

いやる、と。アポロンとコロニスの息子であるアスクレピオスは半人半馬のケイロンから医学を学び、きわめて医療技術に長けていたのですが、死者を生き返らせたことがゼウスの怒りをかい、落雷で感電死させられてしまいます。アスクレピオスはヒーラーであって、多くの患者を治したとされます。当時、蛇は聖なる治癒力をもつ生き物とされましたが、今日まで大きな蛇がまとわりついた「アスクレピオスの杖」は、医学という職業の象徴になっています。

ギリシャが黄金時代に入ると、人々の考え方も変わってきました。彼らは宇宙と自分についてもっと知りたいと思ったのです。自分とは何か、宇宙は変化するのか、それとも変化しないのか…。人々は知的好奇心からさまざまな疑問をもちます。そのうちに神が地上の出来事のすべてを引き起こしているのではない、という考えが広がり、生起する事象を知るためには、もっと学ぶ必要があると考えるようになりました。これがギリシャ人にとっての自我の目覚めだったのです。

さまざまな出来事の本質を知ろうという意欲は、とくにイオニアで盛んでした。トルコの西海岸に位置するところですが、有名なピタゴラスはここで生まれています。

ピタゴラスの一派は、数という概念に魅了され、とくに4という数に意味があると考えました。そこで自然の多くの要素を四つに分類したのです。後に考え出された「四体液説」もこの概念に基づいています。

では、脳はどのように考えられていたのでしょうか。

ヒポクラテスとその一派は、脳が体を支配すると捉えます。つまり、脳から喜びや悲しみ、笑い、失望などが由来する、と。このことは、悩みが体のどこで生まれるかを初めて理解させることになりました。また、脳によって、狂気や不安、恐怖に襲われることもあると考えたのです。

『ヒポクラテス全集』には「脳の損傷について」という論文があり、「もし、脳の損傷が右ならば、けいれんは体の左に起こる。また、左の脳の損傷では失語症になる…」といった記載があります。

神経は脳から出て、延髄という部分で左右交差している、つまり、右の脳の情報は体の左側に伝えられ、左の脳の情報は体の右側に伝えられる。このことをヒポクラテスたちは知っていたのです。同時に、前に述べた「タン」としか話させない脳梗塞の男性が左脳に損傷を受けていて、後にここに言語中枢があるという発見につながったのですが、ヒポクラテスはこの症例も知っていたということになります。

ヒポクラテスとその一派によって提唱され、現在の心の病の原因、治療を考える上で大きな影響をもたらしたのが「体液説」です。彼らは宇宙は四つの要素からなり、私たちの体には四つの体液があるとします。まず、宇宙は、空気・火・地・水からなり、体液は、血液・黄色胆汁・黒色胆汁・粘液からなる。そして、このバランスが崩れると病気になるが、とくに心の在り方にこのバランスが関係しているとしたのです。

非常に快活で、元気な人は、赤ら顔をしていることが多いのですが、これは血液が多いからだと考えました。一方、ねちねちした人は粘液のような感じを与えるので、粘液質と呼び、このような人は粘液が多いとします。また病気では「精神分裂質」などといって、今の統合失調症の人はこのような異常を抱えている、と。

もっとも重要なのは、うつ病との関係です。うつ病の人は暗い感じを与えるので、黒色胆汁が多いと見ます。前にも指摘しましたが、憂うつな感じをメランコリーというのも、黒いという言葉のメラノ（melano）と胆汁を表すコリー（cholea）から来た言葉なのです。現在、うつ病には脳に作用する薬が用いられていますが、体液の中の物質が心に作用するという原理に基づいているのです。

ヒポクラテスが亡くなるとすぐにアレキサンダー大王がギリシャを占領し、ヘレニズムの時代に入ります。そして、アレキサンダー大王がＢＣ三三二年にエジプトを占領してから、自らがつくりあげたアレキサンドリアで学問の花が開くことになります。

とくにヘロフィロスとエラシストラトスは、人体解剖をさかんに行いました。彼らは脳を解剖して、心（魂）の宿るところを探したのです。

ヘロフィロスは、運動神経と痛みなどを伝える感覚神経を区別し、大脳と小脳を比較、解剖しました。小脳と脳幹の間にある「第四脳室」と呼ばれる部分には「脳脊髄液」がたまっているのですが【図5－1】、ここに魂が宿るとしました。その理由は、ここから多くの運動神経が出ているからだとしたのです。

一方、エラシストラトスは、早く走るシカのような動物の小脳にはヒダが多いことに着目し、小脳は運動に関係するとしました。さらに脳の隆起とヒダがほかの動物に少なく、人間に多いことを知り、これが人間がほかの動物より知能が高い理由としたのです。

文明の中心がギリシャからローマに移ってきたころ、BC一三三年にギリシャの植民地の一つであったペルガモンがローマの領土となりました。その美しさと豊穣な土壌、商業の中心地として知られたペルガモンに、後に皇帝の侍医になるガレノス（一二九年頃～二〇〇年頃）が生まれます。

ガレノスは父親の勧めで医学を志し、生理学と解剖学の知識を吸収しようとしました。彼は盛んに解剖を行ったのですが、とくに重要なのは、「交感神経」を見つけたこと。交感神経は脊髄の両側を上下に走り、内臓の機能を調節するための神経系ですが、彼はこれが「動物霊気」と呼ばれるものを、ある臓器から別の臓器に伝える経路と考えたのです。彼は情報を共有するという言葉、sympathy から、この神経を「交感神経」と名付けました。

［5−1］第四脳室のありか

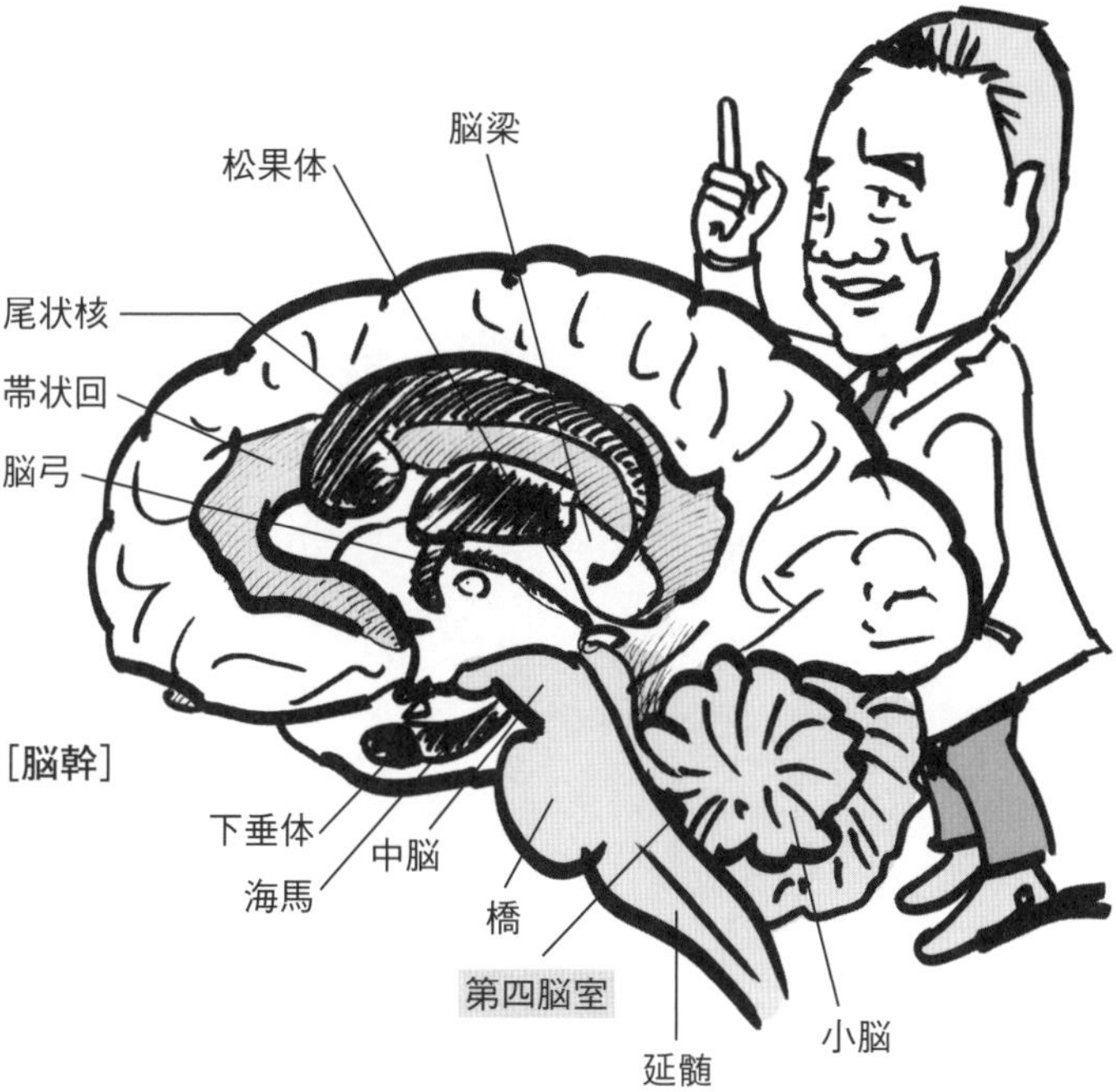

ガレノスはプラトンの唱えた霊気について、次のように考えます。

食べ物は消化器官で吸収され、肝臓に行くと、ここで自然霊気を得る。さらに心臓で生命霊気を得、その生命霊気は血管を伝わって脳に行き、ここで動物霊気になる。動物霊気への変換は、脳底にある下垂体をとりまく微小な血管網、つまり今でいう「脈絡叢」で行われる。そして、この霊気は、必要になるまで脳室という脳の中の部屋のような部位に蓄えられ、必要なときに神経の管に入り、全身の筋肉などに送られる。また、この霊気は目、耳、舌、皮膚などでそこの感覚を脳に運ぶ役割をする…。

そこでガレノスは、脳の挫傷が理性的な心に影響を与えることを知り、霊気は魂の使いとして脳室にあるが、魂そのものは脳にあるとしたのです。

ガレノスの偉大な貢献のために、彼の医学はドグマとなり、その後、一三〇〇年の間ヨーロッパの医学を支配することになります。その説を覆すことになったのは、ルネッサンスに現れた解剖学者たちです。とくに、一六世紀にイタリアで活躍したアンドレアス・ヴェサリウス（一五一四年〜六四年）は、詳しい人体解剖によってガレノスの説に多くの誤りがあることを示したのでした。

第6話 脳の働き

デカルトの二元論

脳と心は同じで、心は脳の働きにすぎない。こうした考え方を一元論、あるいは唯脳論であるとしましたが、実際、現在の科学の教育を受けた人は、まず脳イコール心という説に加担すると思います。一方、二元論の人たちの話を聞くと、大抵は臨死体験（死に近い体験をした際に感ずること）などを経験した人が多いようです。つまり、科学では説明できない体験をした際、人は一元論では説明できないという立場をとるようになると思います。

一元論にせよ二元論にせよ、心を論ずる人には哲学者、数学者、物理学者など多くいて、さまざまな論を展開しているのですが、それら著作の大半は難しすぎて、理解が困難であると思われます。

そこで科学の歴史の中で二元論を唱え、もっとも有名になったデカルトの例をあげ、心と脳のありようを考えてみましょう。

ルネ・デカルト（一五九六年～一六五〇年）は、フランスの田舎町、ラ・エーに生まれました。幼少から優れた頭脳の持ち主であることが認められ、イエズス会の運営する学校に入り、哲学、文学の他に数学、物理学を勉強しました。

ある日、デカルトは旅に出ます。吹雪のために田舎町の宿屋の一室に閉じ込められてしまいました。そして、その夜、恐ろしい幻覚に襲われます。

部屋はぐるぐる回り、色は万華鏡のように変化していく。恐怖が襲ってくる。異常な幻想にとらわれ、自分の考えが自分のものでないような気がし、しだいに幻覚にとらわれた自分が何者かわからなくなってしまう。自分なのか、悪霊が自分にとりついているのか、そんな不安が押しよせてきた。そのとき、「自分なのか、自分でないのか、そう考えているのは、まさしく自分ではないか。考えている自分が自分として存在する」と思うことができ、自己を取り戻した…。

これが有名な「我思う、故に我あり」という言葉が出てきた体験だったのです。

デカルトはさらに脳と心について、二元論、つまり脳と心は別だという説を唱えました。

これについて説明する前に、私の体験を述べましょう。

二〇一三年ごろ、私の妻は、体調が悪くなり、外に出歩けなくなりました。

ある日、私は浜松医科大学の教え子に会うため、浜松に行くことになりました。帰りも新幹線だったのですが、どういうわけか、品川で降りてしまったのです。そして、乗客について階段を上ってゆくと、駅員が三人くらいいて、人々を誘導しています。右側には改札口があり、その方向に向かう人もいました。多くの人は、まっすぐ続く広い通路を歩いてゆきます。左手を見ると、比較的狭い通路があって、あまり人が歩いていません。そちらに行こうとして外を見ると、雨。しかも、窓際の通路は簡易階段（鉄製の階段）があり、その下にタクシーが止まって、客が雨傘を閉じて乗り込むところです。私もその鉄製の階段を下りていき、たまたまタクシーが来たので、それに乗り、「両国まで」と告げたのです。すると、タクシーはものすごい勢いで走り出し、米軍のキャンプの金網の外側のようなところを暗い方向に猛スピードで通り抜けていきます。しばらくして気づくと築地を走っており、その後、両国の我が家の近くで止まりました。

その時は変とも思わなかったのですが、その後、品川駅で降りて確かめてみると、どこにもそのような階段などありません。私はいったいどこを歩き、どこに行ったのでしょうか…。私には今もって分かりません。感覚としては、この世と隣り合わせの別世界に行き、また戻ってきたような感じです。妻の亡くなる前後には、このような異常な経験が多々ありました。

もう一つ例をあげると、私のもっている台車は手で押す部分が台にあいている穴に差し込まれ、その先にはかなり大きな鉄の玉がついています。引いても抜けるなどということはありえません。あるとき、この台車に廃品を積んでゴミ置き場まで運ぼうとしていました。マンションの出口に段差があり、ここで後ろの車が段を降りるとき、なんとその棒が抜けてしまったのです。鉄の玉がついたままです。どうして抜けたのか分かりません。買った小売店にもっていったら、これを製作した会社に電話し、新しい台車と代えてくれました。小売店の人もしきりに不思議だと言っていました。抜けるはずのない鉄の玉が抜けたのです。

しかし、私は直観的に、自分は一瞬、多重世界の他の世界にいて、そこでは鉄の玉も軟らか

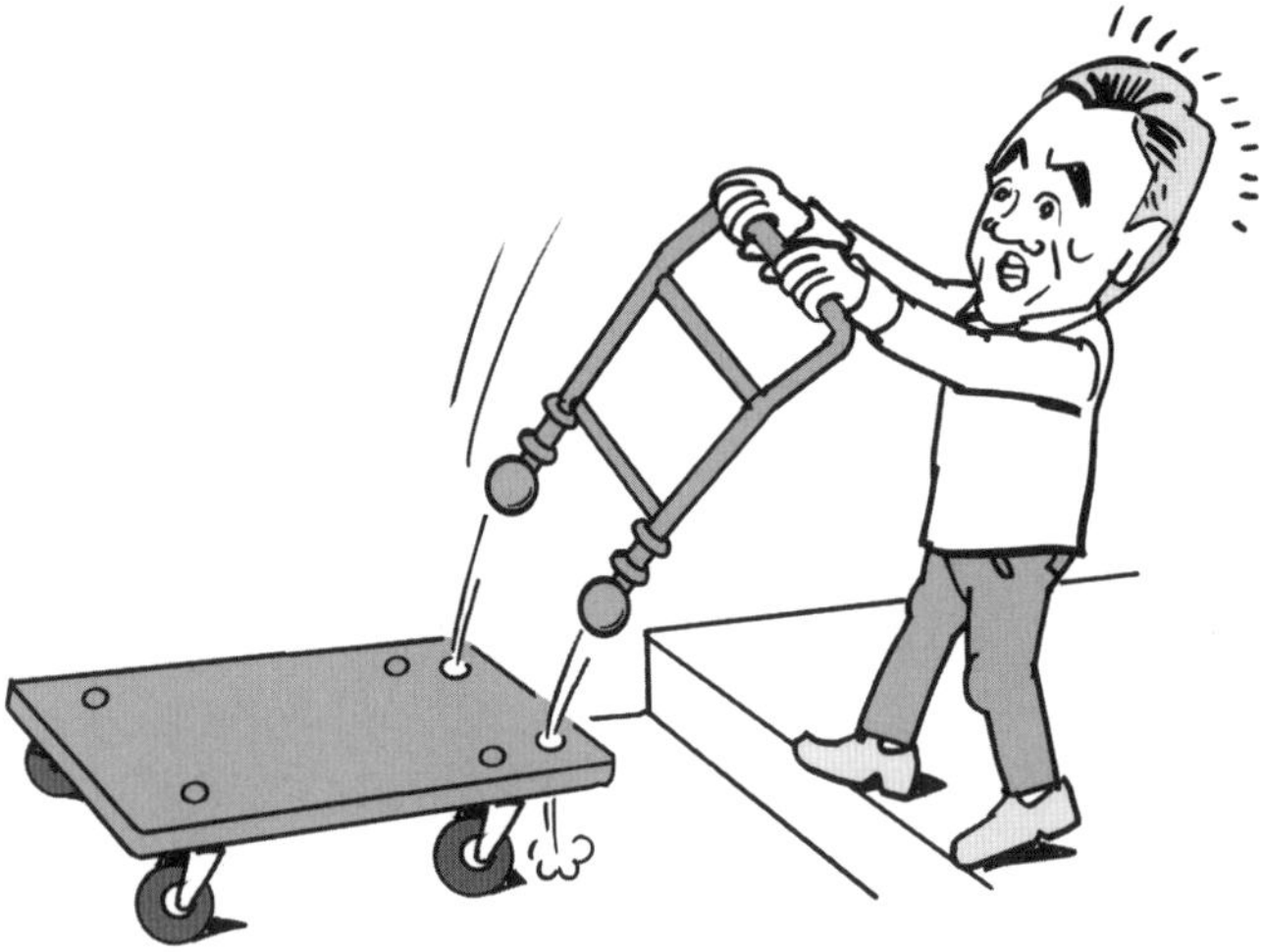

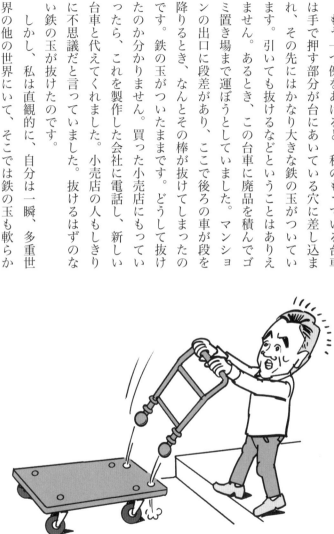

いのではないかと思ったのです。真偽のほどは分かりませんが。

このような体験から、なんだか量子力学で言う「多重世界」に入り込んだような気がしています。さらに、このような超常経験から、まず世の中は、ある現象を調べようと思えば、そこでは自然科学の原理が厳然として存在しており、なんら不可思議なことはないのですが、調べようと目を向けないところでは何が起きているのか分からないと思うようになりました。

前に量子力学のシュレディンガーの猫の話をしたときに述べたように、それ以外の世界は確率でしか存在しないのです。また、それ以外の部分に目を向けて測定すれば、そこではやはり自然科学の原理が成り立ちます。

これを脳と心の問題に当てはめると、自分の脳に目を向けて、その活動を電気的・磁気的に測定すれば、何の不思議もなく、脳は自然科学の法則に基づいて活動しているのですが、測定しないときには脳は働いているのかどうかわかりません。つまり心のみが働いているのかもしれないのです。


さて、デカルトに戻りましょう。

ある時、彼はセーヌ川の岸にある貴族の家の庭を見る機会がありました。この庭には機械で動く神話の海神ネプチューンや、ダイアナの像がありました。ダイアナはローマ神話に登場する狩猟、貞節と月の女神です。新月の銀の弓を手にする処女の姿が特徴的です。この光景を見たデカルトは、人間の身体もこのように機械仕掛けになっているに違いないと思いました。

この機械で動く像の姿がデカルトの心を離れることはありませんでした。さらに当時、ガリレオ・ガリレイが天体の運動を力学的に説明し、また生物学ではウィリアム・ハーヴェイが心臓の動きを力学的に解釈するのを知って、デカルトは脳の動きを力学で説明しようとしました。そこで彼はオランダに行って盛んに動物を解剖したのです。

こうしてデカルトは、機械仕掛けの人体がどのような力で動くのかに興味をもち、そこで、体と心（魂）を分けて考えたのです。彼はガレノスの動物霊気の信奉者です。デカルトが考えたのは、こうです。筋肉とつながっている神経の中には非常に細い繊維があり、筋肉がこれを引っ張ると脳室の壁にある穴が開き、動物霊気が神経の中を流れて、筋肉の方に行き、筋肉を動かすとしたのです。

脳室の一番後ろの方に松果体という組織があります（七七頁参照）。脳のすべての組織は右と左の両方にあるのですが、松果体は一つしかありません。デカルトはここそ心（魂）の宿るところとしました。そして、動物の行動は松果体と脳室、そこから出入りする神経を通しての霊気で説明できるとしました。

では、人間はどうでしょうか。

デカルトは、思考とか意識は人間にのみ備わる性質で、そのためには「心」が必要であると考えました。人間のみ「考える」ことができ、「考える」ことによってのみ、自分が存在することを知りうる、と。まさに「我思う、故に我あり」です。

デカルトによれば、動物に理性があるなどということはバカげている。動物は機械と同じように反応する、人間のみ抽象的な思考ができる。動物は愛とか憎しみのような真の感情を経験できない、また自発的な思考はできない、そう考えたのです。

さらにデカルトは、人間は肉と血液からだけなるものではない、それ以上の存在だと考えました。我々は理性的な心をもっている、一方、動物たちを動かしているのは反射的な行動である。だから、人間は動物に打ち勝つことができる。そんな視点をもっていたのです。

それなら、形のない心（魂）はどうやって体を動かすことができるのでしょうか。デカルトにしても、歴史的にそれまで神学者や哲学者を悩ましていた問題に入っていかざるをえなくなりました。

デカルトは、人間にはその中心になる場所があり、ここに心が宿る、そして、その場所こそ松果体だと考えました。彼は松果体に理性的で無限の完全性をもつ魂が一時的に宿るとしたのです。現在では松果体ではメラトニンという眠りをもたらす物質が作られるだけだということが知られています。

しかし、心が脳とは別ものか、不滅のものかという問題は通常、抽象的で漠然としたとらえ方でしか為されてこなかったのです。そうした点で、なんとか脳の場所と結びつけ、それがどのように体に影響を与えるかを考え続けたデカルトは偉大な探求者といわざるをえません。

さて、脳と心の問題を考える上で大事なことは、脳は全体として働くものか、あるいは部分が何か特定の役割をもっているか、ということです。

私たちがものを見たり、聞いたり、考えたりする際に、それがいったいどこの働きであるか、ことさらに脳の作用などを考えなければ、心は全体として働いているように思われます。しかし、昨今の科学的常識によれば、見る、聞く、考えるなどという作用は、脳のいろいろな場所で行われているということが知られています。

とはいえ、私たちが全体として考えたり、感じたりしていることが、脳の部分の働きの結果だということは、なかなか結びつかないのではないでしょうか。実際、脳が全体として働いているように考えられていました。

だいいち大脳の表面にはしわがありますが、どこからどこまでが特定の区切りを示しているか、そのような構造にはなっておりません。また、宗教の分野では、たとえば教会の立場からすると、心の働きは不滅の霊魂によるものであって、脳とかの物質の部分の働きではないという観念が生きていました。

現在では、運動などは大脳の運動野という部分の活動が神経によって各筋肉に伝えられ、筋肉が収縮・弛緩をして、運動が起こるとされています。したがってヒトなどで大脳、とくにその表面で神経細胞の存在する大脳皮質になんらかの障害があるとすれば、運動ができなくなります。

ところが、ほかの動物ではどうなっているのでしょうか。

ウサギの大脳皮質を取り除き、運動を命令する細胞を全部除去した状態にして、ウサギを岩や木、溝などのある場所に置くとします。すると、ウサギはこれらの障害物を見事に避けて走り去ります。大脳の後ろ（後頭葉）には視覚野があり、目も見えないはずですが、ウサギはまるで目が見えるように走ります。テレビでこの様子を見た人たちは驚きました。

このように、脳のいろいろな場所が特別な機能を担っているという考えを「局在論」といいます。

一八八一年、ロンドンで第七回国際医学会総会が開かれました。世界各国から一二万人が集まったといわれます。

八月四日の朝に予定されていたのが、脳生理学の二人の対立する学者の論争のセッション。一人はドイツのストラスブルクから来た四七歳の生理学者、フリードリヒ・ゴルツで、局在論に反対の立場をとっていました。もう一人は、ロンドンの王立病院のデイヴィッド・フェリアー、三八歳。こちらは局在論者。

まず、「局在」反対派のゴルツが壇上に上がりました。彼はイヌの大脳皮質を広く除去したところ、そのイヌはマヒもせず、視覚も聴覚も問題なかったと説明。さらに頭頂葉と後頭葉を除去した犬を連れてきました。

次に、フェリアーが壇上に立ちます。彼は、ゴルツのイヌの脳は運動野などが完全に除去されていないと推察される、と述べました。そして、右の運動野を除去されたサルは左の体を動かすことができず、側頭葉を除去されたサルは全く聞こえなくなったと主張したのです。

この討論が終わる前に座長は彼らが連れてきた動物を、午後、みなの前で調べてもよいか尋ねたのです。もちろん、両者とも承諾しました。

まず、ゴルツのイヌが何の問題もなく動き回り、左の運動野を除去したフェリアーのサルは右足を動かすことができないことが分かりました。そこで、これらの動物を殺して、脳を調べることになったのです。フェリアーのサルは左の前頭葉と側頭葉がきれいに除去されていたのですが、ゴルツのイヌは運動野も感覚野もかなり残されていました。この結果は、明らかにフェリアーの局在説の勝ちでした。

では、運動野とか感覚野はさらに細かく機能が分かれているのでしょうか。これについても多くの研究がなされてきました。

これに関して重要な貢献をなしたのは、アメリカ生まれのカナダの脳神経外科医のワイルダー・ペンフィールドです。

脳は、切っても刺激しても、痛みは感じません。ペンフィールドはてんかんの患者の手術をするとき、局所麻酔にして、意識があるままにしました。そして、指などを刺激した際、脳のどこに電流が流れるかを調べ、脳のどこを刺激すると指が動くのか、などということも調べました。

実際、私の先輩はペンフィールドの手術を見たそうです。彼は脳のいろいろなところに電極をあてがい、指先などを刺激し、「痛い」と言ったとき、脳のどこが活動しているかを克明に調べたのです。

図６－１には運動野と体性感覚野を示しました。体性感覚野は痛み、触覚、圧覚などを感ずるところです。運動野で、どの部分がどこを動かすかを調べると、まるで小人がいるように見えます。一方、感覚野にも小人がいます。

興味深いのは、舌などが占める領域、指先が占める領域が大きいということです。つまり多くの神経細胞が関与しているということを示します。敏感ということですね。

補足運動野というのは運動をしようと思うときに活動する部位で、ここにも小人がいます。

［6－1］運動野と体性感覚野

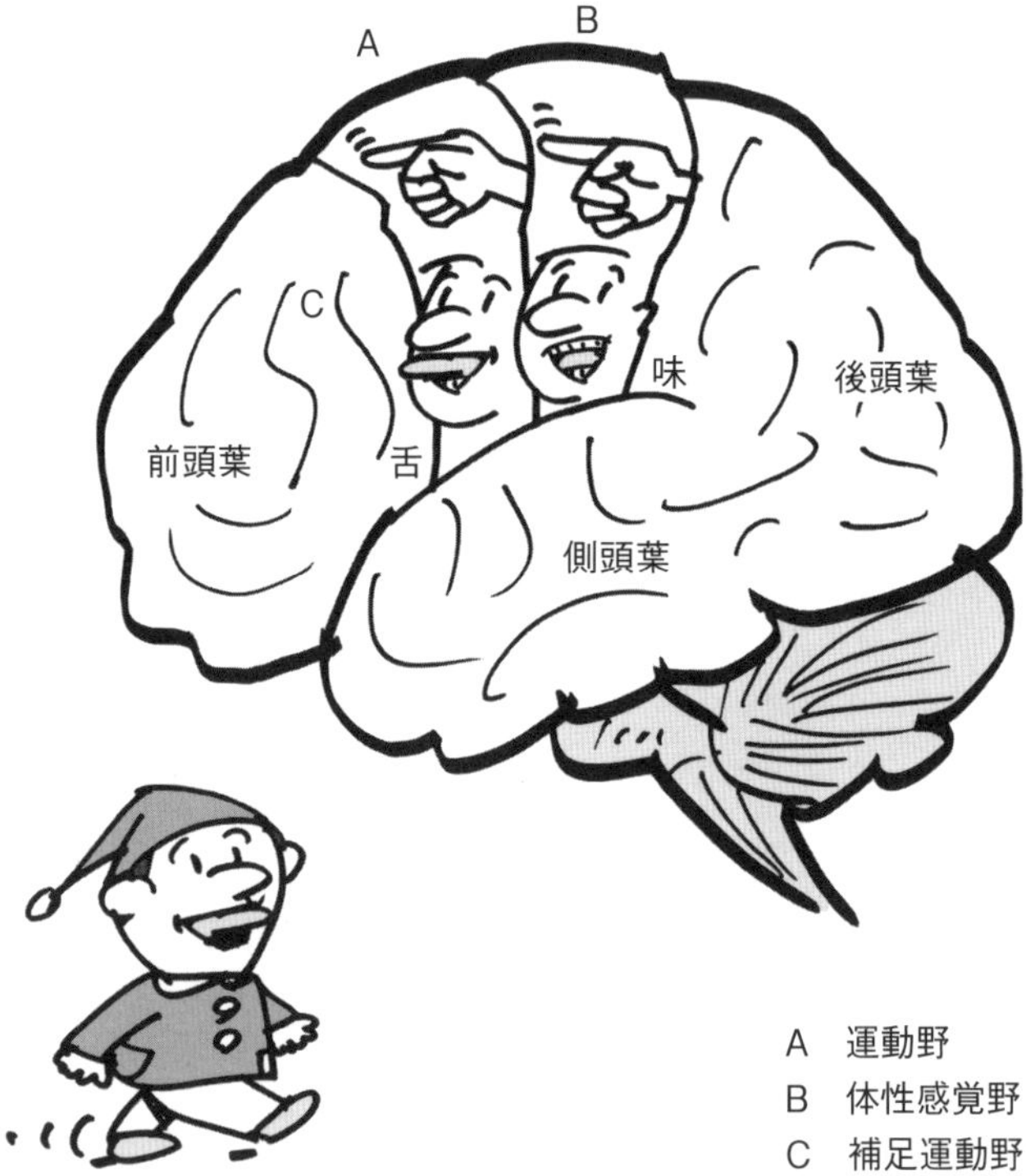

A　運動野
B　体性感覚野
C　補足運動野

さて、このように脳には小人がいるように見えますが、私たちは「私」に統一されていて、ここが別々に意識されているとは思いません。いつも「私が感じ」、「私が動かす」のです。つまり脳は別々に活動しても、心は一つだということです。

第7話　心は前頭葉にあるのか

中世の騎士道華やかなりしころのことです。

騎士は、馬上で槍を引っ提げ、向こうから疾駆してくる馬上の騎士を刺し殺そうと狙います。また見世物などでは、槍の先に剣身の代わりに鉄の玉をつけ、それで甲冑をつけた相手の胸を突き、相手を馬上から突き落とそうとします。槍の先が甲冑のマスクを貫き、顔面や額を刺すこともあるのです。

おもしろいのは、そうしたエピソードの後日談です。眉間を貫いて脳を刺された騎士は、後に性格が変わってしまったり、逆に、心の病が治ってしまったり、そのようなことが報告されているのです。

さて、脳の怪我が人間を変えてしまうことが決定的に示された事件があります。

一八四八年の夏、アメリカのニューイングランド地方でバーリントン鉄道の敷設工事が行われていました。場所はバーモント州のブラック・リバーの岸辺。そこは岩盤がそそり立っていて、大変な難工事を強いられていました。会社は工事主任のファイネス・ゲージという男と相談し、迂回せずに岩盤を破壊しながら進むという方法をとることにしました。

当時二五歳のゲージは、統率力・人間性・仕事の確かさで会社の上層部だけでなく、作業員全員の尊敬を集めていました。当時の会社の記録には「ゲージはもっとも有能で、仕事を遂行できる人物」と書かれています。

岩盤を爆破するためには、まずドリルで岩に穴を開け、穴の半分くらいまで火薬を詰める。そして導線を入れ、穴をうめるために注意深く砂を鉄の棒でたたいて詰めなければならない。それから導線に電流を流して爆破するという段取り。

事件は午後四時半に起きました。ゲージは穴に火薬を入れ、導線をつなぎました。そして、部下に砂をかけるように命じたのです。その瞬間、だれかがゲージに声をかけました。ゲージは振り返ったのですが、一瞬、注意がそれました。まだ部下が砂を入れる前にゲージは鉄棒で穴を突いてしまったのです。

火薬は轟音を立て、爆発。何事かと、皆その場に釘付けになった。ゲージは倒れ、鉄棒は宙に舞った…。その鉄の棒は、ゲージの左の頬から顔面を突き破り、頭蓋を突き抜けて、一〇〇メートルほど先の地面に落ちた。鉄棒は血にまみれ、脳の残片だけが付着していた……。

ゲージは無言で、茫然としつつも、意識ははっきりしていたのです。仲間は彼を支えて、五〇メートルほど離れた道路まで行き、荷車で町のホテルまで一キロあまりの道を運んだ。その間、彼は車の中でまっすぐに座っていた。荷車から降りるとき、ちょっとだけ仲間の手を借り、自分で降りました。

ホテルの所有者のアダムスという町の判事は、ゲージをポーチの椅子に座らせると、すぐに町の医師、ジョン・ハーロウを呼びにやりました。その間、アダムスはゲージにレモネードを出したということです。

爆発が起きて一時間くらいしてハーロウ医師が到着。この事件が後にハーロウを歴史に残る人物にしました。

初めてゲージに会ったときのことを、ハーロウは次のように書いています。

彼はキェベンディッシュのアダムスのホテルのポーチに座っていた。

私が行くと、「先生、あなたには十分なくらいの仕事がありますよ」と言った。私は馬車を降りながら、すぐさまゲージの方を見ると、頭に大きな怪我をしていて、脳が脈うっていた。近づくと、概観は今までに見たこともないようなものだった。頭蓋骨は伏せた漏斗のような恰好をしていた。それは後に、頭蓋骨に空いた穴のまわりで五センチ程に各方面に骨が押しやられたからだと分かった。穴それ自体は四センチくらいの直径である。傷全体はなにかくさび形をした物体が通り抜けたような印象を与えた。

ゲージは診察中に周囲の者に事故の説明をしていた。その話はまことに理路整然としており、質問にも喜んで答えたので、私も本人にいろいろと説明をした。私はその時もその後も本人はまったく理性的な人だと思った。

彼が生き延びたことは、彼の脳を貫いた鉄棒の大きさを考えると、とても信じられない気がするだろう。鉄棒は重さ六キロを越え、一メートル五〇センチくらいの長さがあった。直径四センチである。

彼の傷はハーロウ医師の献身的な治療で、二か月以内に完治したと宣言されました。ゲージは話すことも歩くことも全く不自由なかったし、意識も常にしっかりしていました。ところが、人々を驚かせたのは、彼の人格がまったく変わってしまったことでした。彼の好き嫌い、夢、野心など、すべてが変わってしまった。言い換えれば、彼の体は彼でしたが、別人がそこに巣くっていたといえるかも知れません。

その変化について、ハーロウは次のように述べています。

ゲージは人前で不謹慎、卑猥なことをいつも言っていた。何かしたいという時にそれを止められると、すぐに怒った。彼は可能性のないことを計画し、それを自分からすぐに止めてしまう。気まぐれの彼には大人の心に子供の知性が宿っているようであった。

ハーロウも何とか彼の卑しい発言を止めさせようとしますが、効果はありません。「バランスのとれた性格」とか「エネルギッシュで仕事を遂行する能力に長けた人」という事故前の評判は、今やまったく当てはまらなくなってしまったのです。友人は「ゲージは昔のゲージではなくなった」と評しました。そして、会社も彼に仕事を続けさせられないと判断し、ついに彼を解雇。その理由として会社は「問題は彼の体力とか技術ではなく、彼の新しい性格なのだ」と付け加えています。

仕事を辞めてから、彼は牧場で働きますが、これもすぐに辞め、仕事を次々と変えました。ハーロウは「ゲージは自分に適さない仕事を探す名人だ」と書いています。

その後、彼はサーカスに入り、自分の頭の傷の跡と、それを引き起こした鉄棒とを誇示するように見世物芸としたのです。

彼は、最後にはサンフランシスコの南数百キロのところにある、ホームレス、精神異常者のための施設で、一八六一年五月二一日に激しいけいれんを繰り返した後に死亡しました。

では、ゲージの脳のどこが冒されていたのでしょうか。

ゲージが亡くなった一八六一年は、まさしく南北戦争の始まった年。そのためハーロウは、ゲージの死を一八六六年まで知ることができないでいました。ゲージの遺体は解剖されなかったのです。

ゲージの死はハーロウを打ちのめしました。あれほど詳しくゲージの記録を残しながら、結局ゲージの脳がどうなっていたのか、調べることができなかったのです。ゲージの頭蓋は回収できたのですが、その中の脳がどうなっているかは謎でした。

その謎が解明されるのは、ずっとあとのことです。その立役者となったのは、アイオワ大学の心理学者ハンナ・ダマシオで、彼女は夫の神経科医のアントニオ・ダマシオとともに、ハーバード大学の研究者に依頼して、ゲージの頭蓋をあらゆる方角から撮影したのです。そして、標準の頭蓋と比較して、骨の状態を調べました。そうすることで、ゲージの頭蓋の穴の開いたところから、脳のどの部分が打撃を受けたのかも推察しました。そして、コンピュータを使って脳のどこの部分が破壊されたかを再現したのです。

それによると、鉄棒はゲージの左の眼の下から頭蓋内に入り、そのまま前頭葉の内側をけずって外に抜けたと考えられました【図7-1】。

さて、ゲージ以外にもこのような問題の解決に貢献した患者がいます。三〇代のエリオットという男で、アイオワ大学の神経学教授ダマシオの患者です。

エリオットは、「愛想のよい、好奇心をそそる、非常に魅力的な、しかし感情的には控えめな」男で、「よき夫、よき父であり、…人がうらやむような位」にまで登りつめていたが、「人生が崩壊しつつあった」。なぜなら、彼が髄膜腫を病んでいたからだった。

（腫瘍は）小さなオレンジくらいの大きさになって、両半球の前頭葉を下から上へ圧迫していた。手術は成功。ただし、腫瘍によってダメージを受けた前頭葉組織も除去しなければならなかった…。

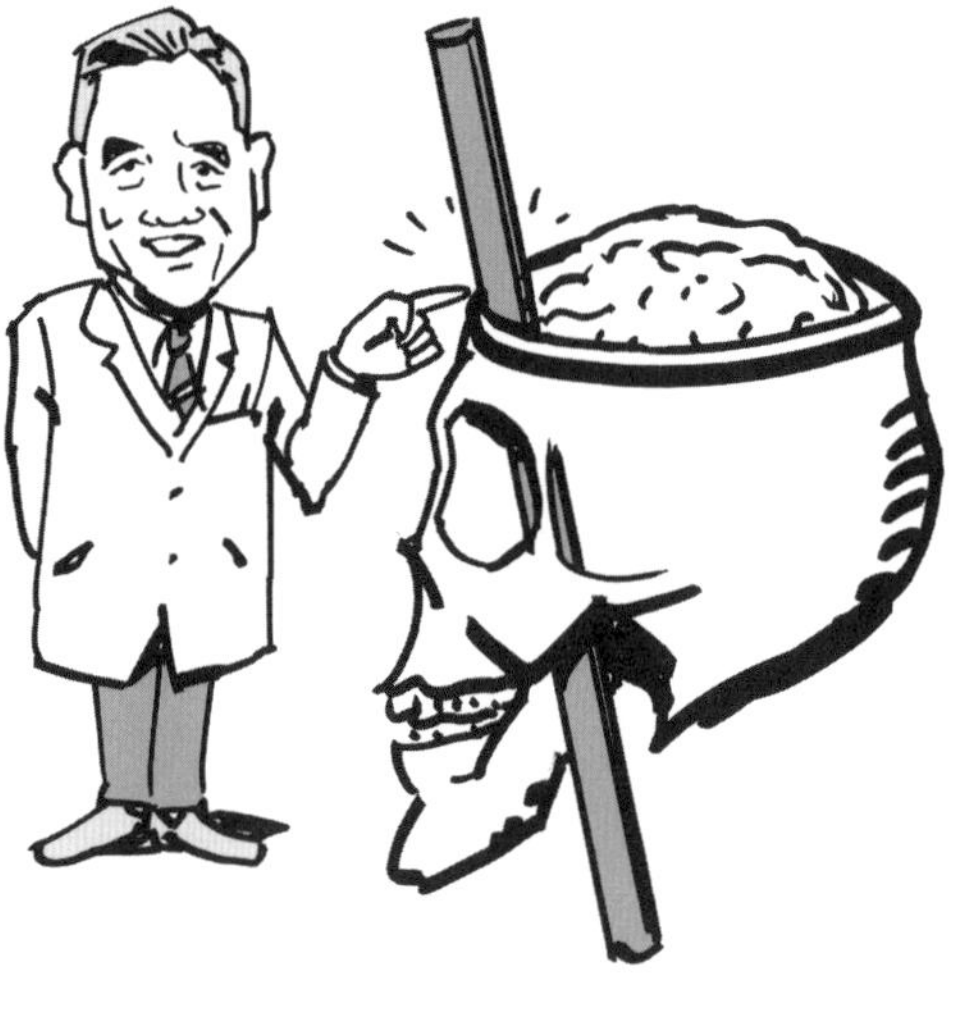

［7－1］　ゲージの頭を鉄棒が貫く…

そして、あまり芳しくなかったのは、エリオットの人格が変化したことである。…間違いなく、動き回ったり言葉を使ったりする能力や知性は無傷だった。が、多くの点で、エリオットはもはやエリオットではなかった。

こうして彼の人生の転落が始まります。いったんは仕事に戻りますが、その流れの中で、適切な行動を取れなくなったのです。解雇され、彼は新しい事業を試みるも、ことごとく失敗。破産し、友人を失い、そして離婚、妻や子供も失ってしまいました。

エリオットの脳の損傷は、どのようなものだったのでしょうか。

コンピュータ断層撮影や磁気共鳴を使って調べた結果、両半球の前頭葉が損傷を被っていること、損傷の程度が左側より右側でずっと大きいこと、さらに左側の損傷はすべて眼窩部と内側部にあったということが分かりました。破壊された部位が、たまたま意思決定を生み出すのに必要な構造をもっていたのです。

論理能力・知覚能力・注意力・過去の記憶・短期の記憶・作動記憶・新しい学習・言語・計算能力のすべての心理学的な検査、神経学的な検査において、彼は「優」の知能を示しました。すべての心理テストで合格点だったのです。

人格検査はどうだったのでしょうか。人格が変化していたわけですから、心理テストはパスできないと思われました。ところが、これも彼はパス。テストの結果は「正常」だったのです。エリオットに関するこうした検査の結果を受けて、ダマシオはこう述べています。

これらの検査によりエリオットは、正常な知性を持っていながら適切に決断することが出来ない――特にその決断が個人的な問題、社会的な問題と関わっている時、それが出来ない――人物であることがはっきりした。

（エリオットの感情面について）彼は、おのれの身に降りかかった悲劇を、事の重大さにそぐわない超然とした態度で語っていたのである。彼は常に自制的で、常に無感情な傍観者として状況を描写していた。

無感情という病、ダマシオはエリオットにそれを見たのです。喜び、悲しみ、苦しみ、怒りが欠如していた、ということです。そして、ダマシオはある決定的なヒントを得ることになりました。それは、「情動や感情の衰退がエリオットの意思決定の不調に一役買っているのではないか」ということです。

エリオットの実生活での転落ぶりはいったいどこから発するものなのでしょうか。彼はある検査の終わりに、ダマシオに向かってこう言ったのです。

「そうはいっても、やっぱり私は何をしたらいいか、分かってないんだよ」
研究室での検査で答は出せても、実生活では答が出せないエリオット。ダマシオは言います。

…仮にそれが〈実生活〉だったら、特定の状況でエリオットが示した行動オプションの一つ一つに対して相手側からの反応があり、それが状況を変化させ生きてゆけるということになっていただろう。言い換えれば、刻々と進行する、終わりのない、そして不確かな実生活の状況変化が、研究室検査にはなかったのです。

つまり、脳の異常を調べるには実生活で調べるしかないことになります。検査で正常でも、実生活では異常ということがあるのです。
私はいつも碁とか将棋を思います。碁や将棋では規則が決まっています。そこでは規則にそって行動、決断できる人が成功します。しかし、実生活に規則はありません。ですから碁、将棋の強い人、あるいは決められたルール内でものごとの優位に立つ人が人生上で成功するとは限らないのです。

さて、いままでのお話で、脳と心の不思議な関係についてのとっかかりが見えてきました。

どうやら脳の前頭葉に人格とか性格を決める要因がありそうですね。はたして、ここに心があるのでしょうか。

二〇世紀の初め、ロシアの生理学者のイワン・パブロフは「条件反射」を発見します。

当時、パブロフは胃液、唾液の分泌の研究をしていました。ある時、実験中のイヌが急に唾液を分泌し始めたのです。調べてみると、近くを動物の世話をする使用人が歩いていました。その足音を聞いてイヌが唾液を出したのです。

パブロフはイヌは餌を食べると唾液を出すが、使用人の足音を聞くと、「これから餌が食べられるぞ」と意識し、唾液が出ると考えました。

次に餌をやる前に音を聞かせてから餌をやり、唾液が出る状態で、今度は音のみを聞かせると唾液が出たのです。パブロフはイヌが唾液を出す条件を付けられたとし、これを「条件反射」と呼びました。

音を聞かせて唾液が出るようにした際、今度はその音より少し低い音を聞かせます。すると、唾液が出る。しかし、そこでは餌を与えないようにします。たとえば、九〇〇ヘルツの音を聞かせるときには餌を与え、八〇〇ヘルツの音を聞かせたときには餌を与えないようにする。イヌはこの二つの音を区別します。

そこで今度は、音を次第に九〇〇ヘルツに近づける、つまり八七〇ヘルツの音と九〇〇ヘルツの音を区別させようとすると、イヌは突然唾液を垂れ流し、唸り声を上げながら部屋を動き回ります。そして、それからの条件反射の実験を拒むようになります。

同じことは、画像の識別でも言えます。丸を示し餌を与え、楕円を示し餌を与えないようにすると、イヌは円と楕円の形を識別します。楕円の長短の直径を八対七より円に近づけるとイヌは同じように、いら立ち、唸り声を出して、唾液を垂れ流します。

パブロフはこれを「実験性ノイローゼ」と名付けました。このような動物はもう実験に使えません。

アメリカのエール大学の生理学者、ジョン・フルトンとカーライル・ヤコブセンは、このような動物の前頭葉を摘除すると、イヌは失敗しても平然となり、周囲のことに無関心になることを発見しました。

彼らは、一九三五年、ロンドンで開催された国際神経学会でこのことを報告します。その時に会場の隅にいたのが、ポルトガルの脳外科医のエガス・モニスです。

モニスの患者には、強度のうつ病に悩み、次第に心が荒廃して一人では生活できない状態になった人たちや、強迫神経症で自己破滅的な妄想をもち、異常な状態になっている人たちもいました。彼は、このような人たちの前頭葉を切断することによって、苦しみが軽減し、正常な生活に戻れるのではないか、と考えたのです。

エガス・モニスはリスボンで開業しており、脳の血管造影を開発し、脳の血管を目に見えるようにしました。彼はこの業績で、二回、ノーベル賞に推薦されたのですが、受賞にはいたりませんでした。ノーベル賞を得られないという失意のなかで、彼は、より大きな業績となるものを探して、ロンドンの国際神経学会に出席したのです。

彼はフルトンの報告を聞いて国に帰ると、強度のうつ病、激しい強迫神経症、ある種の統合失調症の患者などの前頭葉の白質というところを切断することを考え、その手術を二〇人の患者に実行しました。その結果、七人が治り、七人が改善、六人が変化なし、つまり、結果は良好であったと報告したのです。

この成果は、直ちに世界に伝えられました。アメリカではその翌年にウォルター・フリーマンとジェームズ・ワッツが前頭葉切断術を考案し、第一回の手術が行われました。これは「ロボトミー」と呼ばれることになります【図7-2】。

この医療報告は、当初「脳の病気は外科的に治る」などと『ニューヨーク・タイムズ』に報道されるくらい大きな話題となりましたが、実際にはロボトミーは悲惨な結果を招くとされます。ある患者は、失禁を起こすようになり、別の患者は無責任な性格に変わったりしたのです。また別の患者は意識を失い、植物状態になってしまいました。

とはいうものの、この手術以外に強度の躁うつ病、統合失調症の治療法がなかったので、モ

［7－2］　ロボトミー（前頭葉切断術）

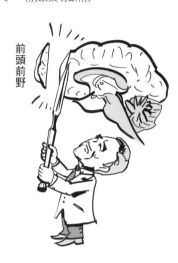

ニスが一九四八年にノーベル賞をもらうまでに、じつに二万人近い人がロボトミーの手術を受けました。実際、アメリカの精神病院の半数の現場でロボトミーが行われていたのです。

ジャック・ニコルソン主演の映画『カッコーの巣の上で』は、原作（小説）の著者の体験がもとになっています。精神異常を装って刑務所での強制労働を逃れた男が、患者の人間性までを統制しようとする病院から自由を勝ちとろうと試みるのですが、結局、ロボトミーを施され、人間性を失ってしまうというストーリーです。ここでも示されていたように、ロボトミーはナチスの人体実験にも匹敵する残虐な治療法とされました。

ところが、実際にはこの施術により、うつ

病から回復し、世界的な数学者になった人とか、フィラデルフィア管弦楽団のヴァイオリニストになった人もいます。このような人たちはフリーマンに感謝の手紙を送りました。

ロボトミーを批難する医者たちに、フリーマンは患者から送られた多くのクリスマスカードを示し、「お前たちはどれほど患者からクリスマスカードをもらっているのだ」と反論したということです。

手術の結果を図7－3に示しますが、かなりの患者に効果を上げていることがわかります。しかし、人間性を失った人もいるので、この治療法の是非の判断は難しいと思われます。

［7－3］　ロボトミー、711例の手術結果
（追跡調査の結果、1950年）

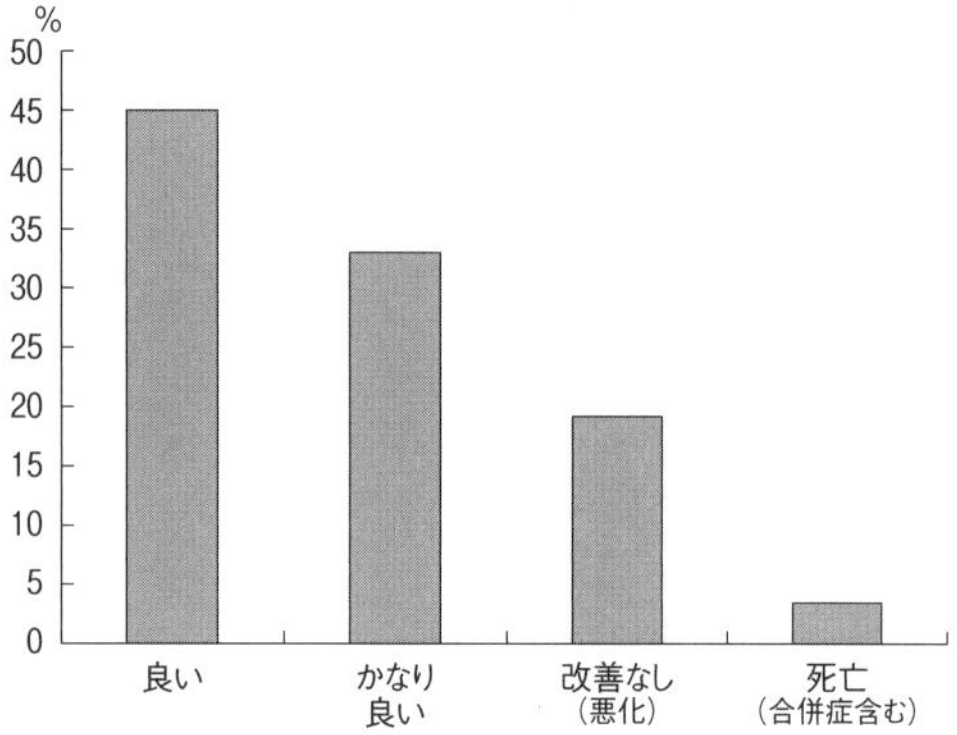

第8話　瞑想時の脳波

最近、欧米でも瞑想の重要性が称揚され、瞑想を実践する人が増えています。瞑想と脳の関わり、また瞑想には科学的にどのような効果があるのか、このテーマは多くの科学者にとって大きな関心事になっているようです。

ことの起こりは、ダライ・ラマが世界中の著名な脳科学者・心理学者を招き、インドのダラムサラにあるダライ・ラマセンターで毎年開催されている会議が次第に有名になってきたことによります。

ダライ・ラマは一九八七年以来、この会議を開いていますが、一九八九年にノーベル平和賞を受賞した際、「科学と釈尊の教えは万物の本質について異ならないことを示している」と述べています。

ダライ・ラマはことさら科学に関心をもっており、「自分は宗教家にならなければ、エンジニアになっていただろう」とも述べています。その影響のゆえでしょうか、チベット人は世界の人口の〇・一パーセントにすぎませんが、「ヒトゲノム解析プロジェクト」に参加している研究者の一〇パーセントはチベット人ということです。

ダライ・ラマや科学者の関心をとくに集めているのは、長年修行を積んだ僧侶が瞑想により、長時間雑念なしに、一つのことに精神を集中させることができるという事実です。この集中力発揮の際、脳がどのように作用しているか、そこに関心が集まっているのです。

この会議で多くの科学者を驚かせたのは、ダライ・ラマの柔軟な思考だったとされます。そこで講演したアメリカ、ソーク研究所のフレッド・ゲージ博士は、ヒトの脳細胞が七〇歳過ぎてもなお増殖し、機能することを示して世界に衝撃を与えた学者です。

ゲージ博士はダライ・ラマに「もし釈尊（ブッダ）の教えと科学の発見が矛盾するような方向に向かったら、あなたはどうしますか」と尋ねます。すると、ダライ・ラマは「そのようなことが起きれば、釈尊の教義を見直し、科学に反しないようにする」と述べたのです。とはいえ、「科学者は現在の科学がますます釈尊の教えの正しさを証明しているから、そんな心配は決してないだろうけれど」と付け加えてもいますが。

たとえば現在、宗教界をもっとも揺るがせている問題は、胚性幹細胞の利用です。「胚性幹細胞」とは、受精卵が七〜八回分裂し、胚盤胞という球状の状態の細胞集団の内部にある細胞で、これは将来どのような細胞にもなり、また新しい個体を作ることさえできるとされます。したがって、心臓、肝臓などを試験管内で作ることも可能です。このような細胞を子宮に入れてやればヒトになります。すると、胚性幹細胞は生命をもっているといえるのでしょうか。

キリスト教、とくにカトリックはこの問題に厳しい態度をとっています。カトリックの教義では、生命は受胎の段階で始まるとします。つまり、胚性幹細胞にはすでにその個人の生命が宿っているので、これを体外で実験には使えないというのです。

他方、仏教では、この問題をどのように考えるのでしょうか。

禅には「父母未生以前、本来の面目如何」という公案があります。これは「あなたが母親の胎内から生まれる前は、あなたは誰だったのか」という質問です。つまり意識のない時の自分はどのようなものだったのか、ということでもあるのです。もっと言えば、受胎する前にあなたはどこにいたのか、という問いにもなります。生命の誕生は、宗教の本質と関わる問題であり、宗教において真剣に議論されて当然だと思われます。

さて、瞑想中の脳はどのようになっているのでしょうか。

ネパールのカトマンズにある僧院とウィスコンシン大学は、チベットの修行僧の瞑想中の脳の変化を研究しています。僧侶たちは一五年から四〇年の修行を経ている者たちです。この間の修行中に瞑想に費やした時間は一万時間から五万時間とされます。

研究方法としては脳波が用いられています。対照的に引き合いに出されるのは、瞑想に関心のある一般人で、一週間の瞑想の指導を受けた人たちです。修行者と一般人がいっしょに瞑想し、その時、脳波にどのような差があるかを調べました。

かつて脳波と瞑想の関係については、主としてα波の増加が注目されていました。α波はゆっくりした脳波で、脳の働きが落ち着いている時に出るとされます。またリラックスしている時にも出ています。そこで最近では、脳波をα1とα2に分け、α1はリラックスしている時の脳波で、もう少し活動している波をα2といい、これは精神が集中している時の脳波とされています。入眠状態になると、もっとゆっくりした脳波であるθ波が出ます。そして熟睡すると、もっと大きな波であるδ波が出るのです。

今回の研究で驚かされたのは、瞑想の際に今まで注目されなかったγ波という波が高く出たということです。この波は、周波数が二五〜四二ヘルツで、覚醒時のβ波より早い波です。そのためにこの波は、いらいらしている時に出る波であるなどといわれてきました。さらに注目すべきことは、日頃瞑想をしたことのない人では、ほとんどこの波は出なかったのですが、瞑想の修行をした人では、瞑想を始めると、すぐにこの波が出だしたのです【図8-1】。

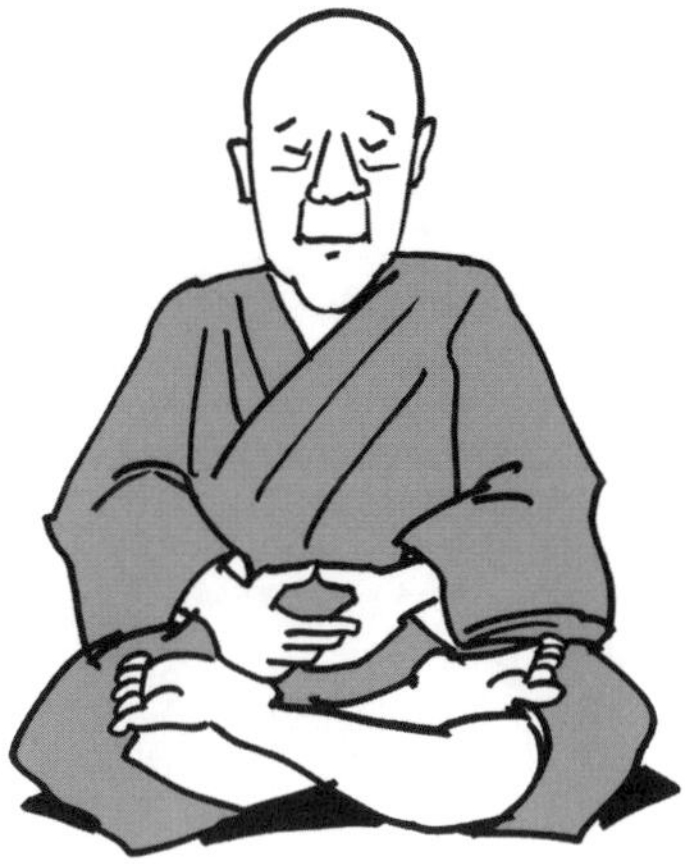

[8－1] 脳のγ波の強度

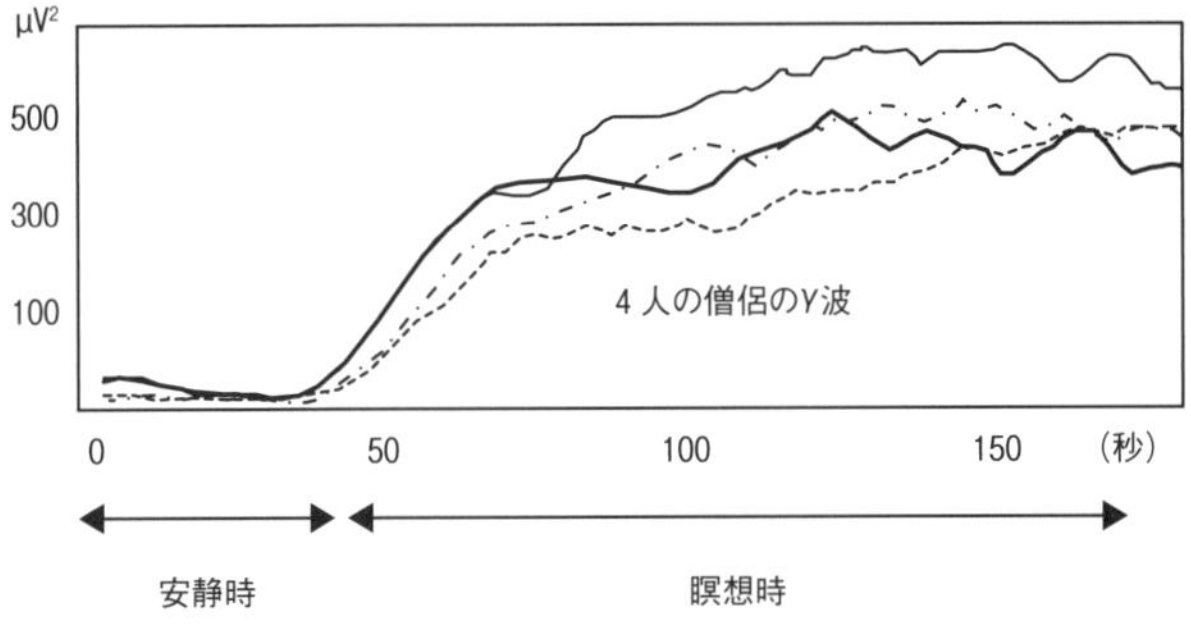

(ウィスコンシン大学の心理学とネパールの僧院の協同、2004 年)

このような覚醒時以上に激しい脳の活動はいったい何を意味するのでしょうか。瞑想は脳のリラクゼーションではないのでしょうか。また、脳の異常興奮を鎮めるためのものではないのでしょうか。

γ波の意味はまだ分かっていません。しかし、ある研究では熟睡している時にこの波が出ると指摘されています。するとこの波は、脳がでたらめに活動しているから出るのではなく、本当に休んでいるから出るともいえるのです。

それなら、休んでいながら脳が激しく活動するというのは、どういうことなのでしょう。

坐禅などをやると、坐禅は「無念無想になることではない」などと指導されます。また「そんなに無念無想になりたければ、眠ったらどうだ」とばかり、冷やかされることもあります。実際、坐禅をしている時は、五感が働いていないのではありません。周囲の音ははっきり聞こえているのに、それが脳の働きを邪魔しないような状態なのです。

先に少し触れましたが、臨済宗では「公案」といって、何かの問題を考えさせて精神を集中させようとします。

脳は公案という問題に専念しています。ところが、この問題を真剣に考え、考え抜いていると、次第に何も考えないという境地に入ってゆくのです。この時に何かのきっかけで――音、色、匂い、なんでもよいのですが――ふっと我に返ることがあり、これにより「悟る」とされるのです。

ただぼんやりしていてはだめなのです。白隠禅師もただぼんやりして坐っていることを嫌い、「そんなことをするなら、ネジリ鉢巻でバクチでもしていた方がよい」とまで言っています。瞑想は睡眠ではないのです。（このことを理解すると修行がやりやすくなるのではないでしょうか。）

では、はたして修行をすると瞑想が深まるものなのでしょうか。

それこそ心の問題なので、本人にしか分かりません。しかし、一応の指標として脳波で調べることができると考えられたのです。先に、瞑想中に出現するγ波の大きさ、回数を示しました。これが修行時間と比例します。つまり瞑想の修行をすると、脳の活動が変わってくるのです。

さらに興味深いのは、瞑想が終わっても、脳波の活動は長く瞑想の時と同じ状態を保つということです。つまり瞑想中に培われた脳の変化が日常生活でも使われるということを示しています。

禅では作務《さむ》といって、掃除とか畑仕事、草むしりなどを義務づけています。このような日常の行動の中で、いかに坐禅で得た集中力、雑念のない心の状態を保つことができるか、確かめるのです。白隠禅師は「動中の工夫は静中の工夫に勝ること百千万倍なり」といわれています。

もし瞑想中の脳がリラクゼーションなどの際に現れるα波だけなら、瞑想後の実人生で、このような脳の働きがかならずしも役に立つとはいえないでしょう。激しい競争の中で、脳が活発に働くことが大事なのです。瞑想がこのような脳の働きを鍛えてくれるということは、瞑想が眠りとか癒しだけのものではないことを意味しています。

さらに重要なことは、瞑想の際に働いているのが、いわゆる前頭前野だけではなく、脳全体であるということです。よく瞑想によるα波は右脳の後頭葉に強く現れるなどといわれますが、脳のあらゆるところの働きが瞑想の影響を受けるのでなくては、瞑想は実人生において効果を示さないのではないか、と考えられます。

実際、瞑想を続けると、前頭前野と脳の感情を司る部位などとの連絡がよくなり、感情が正常化し、うつが治ってくることも知られています。

白隠禅師の法の上の祖父にあたる至道無難禅師に「もの思わざるは仏の稽古なり」という至言があります。私たちは本来、仏と同じ清らかな心の持ち主であると釈尊は教えられた。余計なことを考えないようにすることがこの心に近づくよい方法なのだ、と至道無難禅師は教えてくださっているのです。このように余計なことにとらわれずに考えを整理し、心を苦しめないようにするには瞑想、坐禅がもっとも効果的だと考えられるわけです。

坐禅などをやって精神が集中すると、次第に体の感覚がなくなってゆくことが知られています。「達磨手がない、足がない」という言葉は坐禅をやっていると次第に手や足の感覚（存在の感覚）がなくなり、自分が周囲と一体化してゆくことを言った言葉だと聞いたことがあります。

このような、集中する以外の感覚がなくなるということの科学的証明はどこに求められるのでしょうか。

一八〇四年、スイスの哲学者、イグナツ・トロクスラーは次のようなことを発見しました。図の中心の一点を見つめていると、次第に周りの円の線が消えてゆくということです【図8－2】。よく、盲点といって、一点を見つめているうちに、そこから外側のあるところにある像が見えなくなることがある。これは網膜から視神経が外に出てゆくところには視細胞がないために、そこに投影される像が見えないということにすぎない。この場合、それとは違います。実際に網膜には像が映っているのに、それが見えなくなるのです。

［8－2］トロクスラーの図形

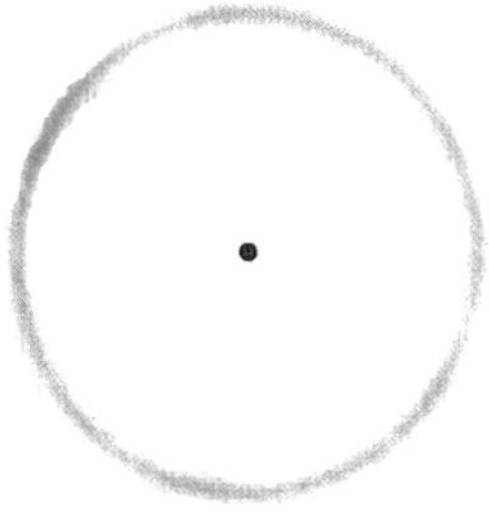

他人の目の動きを見ると、眼球が絶え間なく、左右に動いています。これは「マイクロサッケード」という現象によって生じます。昔はこのような目の絶え間ない動きには意味がないと考えられていました。ところが最近、この目の動きが

あるからこそ、ものがよく見えるということが分かったのです。

図の中心を見つめると、マイクロサッケード、つまり目の左右の動きがなくなる。すると、焦点以外のものが見えなくなる。実際、この時に脳の視覚野の活動を調べると、活動が低下している。眼球が絶え間なく動いていろいろなところを見ていることは、視神経の活動を活性化させ、脳の視覚野のいろいろなところがいつも刺激されるようにしているのです。

さらに、ある皮膚の刺激なども一箇所の刺激が続くと、それ以外の皮膚の感覚がなくなります。そのために私たちは絶え間なく、体のいろいろなところに意識を動かし、体全体の位置、存在を確認していることになります。

さて、もし私たちの精神が一つのことに集中し、視覚の焦点も一つのところに集中していると、まず周囲が見えなくなります。また体のいろいろなところに意識を向けなくなると、自分の体の存在を意識しなくなる。つまり、自己がなくなるという感覚をもつのです。

じつはこれは私たちの脳の仕組みによるものなのです。普通は精神を集中させることなどなかなかできないので、そうした感覚をもてないのですが、坐禅や読経で精神が一つに集中すると、この生理的な現象が利用されて、私たちは自分という感覚をもたなくなるのです。

自分という感覚がない、自己を忘れるということは、悟りを得る上で非常に重要だとされます。ということは、昔の人が坐禅修行中などで偶然この現象を見つけ、それを使って宇宙と自己の一体化を体得できるということを見出したということなのです。

こうして、坐禅の効果などが現代の科学で解明されてきていることは非常に興味深いところであるし、禅定が異常心理ではなく、私たちが普通にもっている脳の働きであるということも理解できるのではないでしょうか。

最近、モントリオール大学の神経心理学者マリオ・ボールガール博士らは、一五人の修道院の尼僧が瞑想に入った時の脳波の共通点を機能的磁気共鳴（f-MRI）で調べています。その結果、瞑想に入ると、脳の特定の部位の活動が高まることが分かったのです。

すなわち、側頭葉の上の方にある「島」、運動と感情に関係する「尾状核」、感情に関係する「帯状回前部」などが強く活性化されています。尾状核は幸福感、ロマンティックな感情、物質的喜びで活性化されることが知られています。「島」は喜び、無条件の愛などで活性化される場所です。帯状回は、感情を大脳のいろいろなところに伝える部位とされます。

このような発見は、瞑想や禅定について何を教えるのでしょうか。

実は脳の活動を捉えることのできる機能的磁気共鳴や陽電子放射断層撮影（ＰＥＴ）、近赤外線トポグラフィーと呼ばれる測定法は、脳細胞のブドウ糖の取り込みや分解を調べています。脳細胞はブドウ糖以外をエネルギー源として使えないので、ブドウ糖の取り込みや分解・使用は、たしかに脳細胞の活動を示しています。問題は、脳細胞がどのように活動しているかを示すものではないということです。

たとえば、脳細胞の進む道が三つあったとしましょう。もし脳細胞がどの道に向かうかを考え、選択すれば、脳細胞の活動、つまりブドウ糖の使用量は増えます。しかし、ブドウ糖使用量の増加が分かっても、はたして三つの道のどこに向かうか、それがどのように決められるかは分からないのです。

いうなれば人生においては、どのような方向に向かうかを決めることが大事で、それを決めるために脳細胞が活動しているということは、選択の結果を示すものではないのです。脳細胞が選択しなくてはならない時にブドウ糖を多く使うことができるということは、脳がよく整備されているということにすぎません。

この点で、山田無文老師の見解は今でも正しいのです。というのも、無文老師は、禅僧が瞑想しているとき、普通の人とは違う脳波が出ているという説に対し、「これは脳が整えられていることを示すにすぎない。最も大事なことは、脳（心）が正しく働くことだ」と言っておられました。

脳の一つ一つの細胞の活動を調べれば、その細胞がある刺激に反応していることが分かります。しかし、全体として、この細胞が何をしているのかは分からない。たしかに脳細胞がブドウ糖を使うことができなければ、あるいは脳へのブドウ糖の供給がなければ脳はうまく活動しません。しかし、そのことは脳が正しい選択をしているかどうかを示すものではないのです。

さて、このように自他が一体になっているような時に、脳はどのようになっているのでしょうか。

ペンシルベニア大学のアンドリュー・ニューバーグらは、瞑想しているチベット仏教の修行僧やキリスト教の尼僧の脳をSPECT（単光子放射線コンピュータ断層撮影）で測定しました。これは活動中の脳の部位を調べることができる方法の一つです。

チベット仏教の修行者の一人はこう言っています。禅定に入った時に、時間の感覚もなくなり、自分と他の区別もなくなる。また、自分が存在するすべての物、人と一体であるという感じをもつ、と。そこでニューバーグらはこの修行者が禅定に入る時に脳がどのようになっているかを調べたのです。つまり、放射能をもつ物質を血管内に注入し、これが脳の活動する部位に入る程度を見るのです。

まず、修行僧の腕に管を通し、それを注射器につなぐ。一方別の指先にはひもをつけ、そのひもが隣の部屋の研究者につながるようにしておく。

修行僧が禅定に入ってきそうな瞬間に、修行僧が指を動かし、ひもを引くようにしておく。その合図で研究者は注射器の中の放射性物質を注射する。すると物質は脳に行き、活動している脳の部分に入り、そこから放射能を出す。この放射能をガンマ線カメラに撮る…。

その結果、禅定に入ると左脳の頭頂葉の「位置関連領域」の活動が低下することが分かったのです【図8－3】。「位置関連領域」とは、自分がどこにどのような状態でいるかを知る場所です。右脳の位置関連領域は、まさに自分が空間的にどこにいるかを知る場所です。ここの細胞を「どこ細胞」などとも言い、場所を知ることに必要な脳細胞です。一方、左脳の位置関連領域は自分と周囲の関係を知る部位とされます。

ここにある細胞の一つは自分の手がとどく範囲を知る細胞です。一方、別の細胞は自分の手がとどかない部分を知る細胞です。つまり、自分と周囲の境界を知ることができるのです。

さて、修行僧が禅定に入ると、この左脳の位

【8－3】位置関連領域

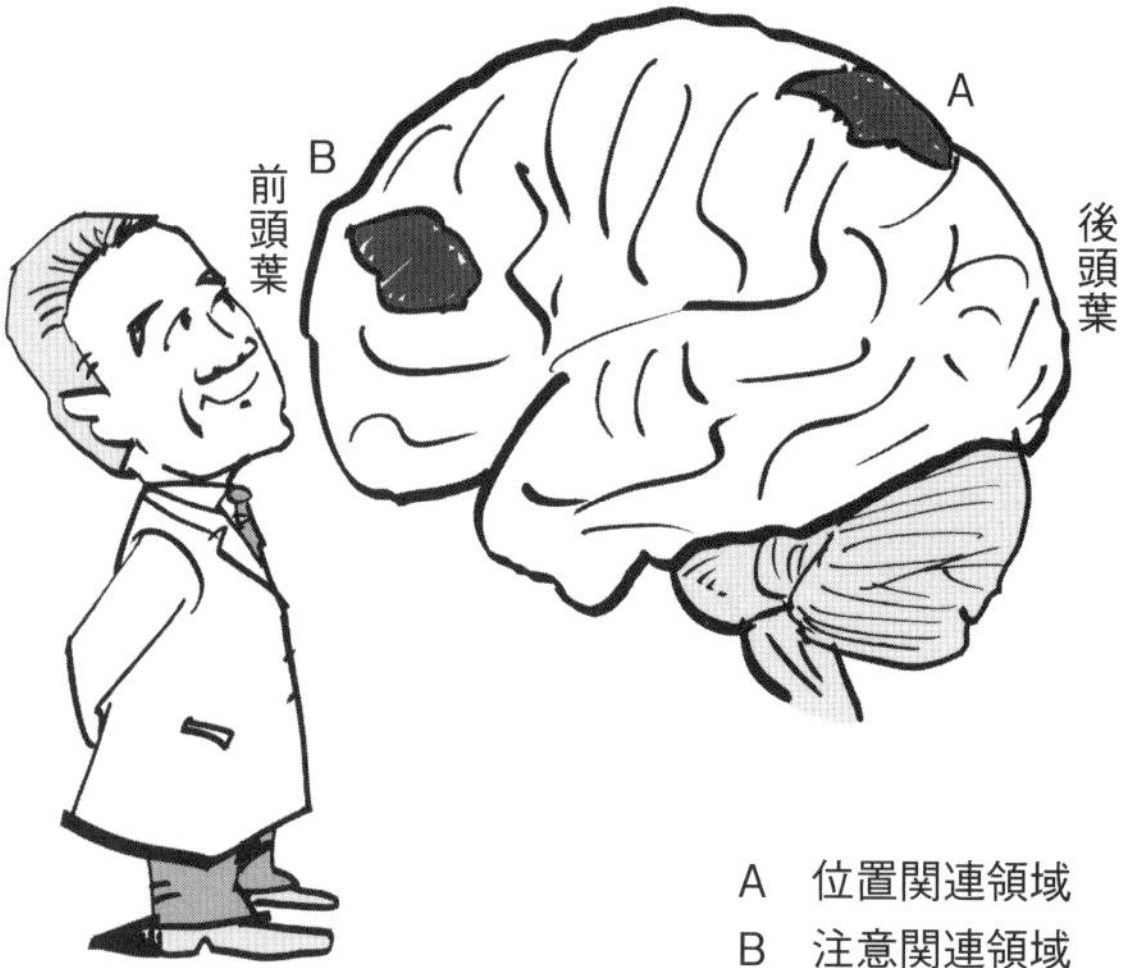

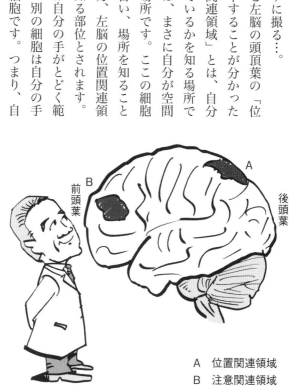

置関連領域の活動が非常に低下します。このことは何を意味するのでしょうか。ニューバーグは次のように説明しています。

「この部位に情報が入って来なくなるので、活動しなくなるのだ」と。この部位の活動が少なくなるというのは、自分と周囲の境界が分からなくなるということで、周囲と自分が一体化したということになるのです。

このような現象は尼僧の脳でも見られます。尼僧が禅定に入ると、この部分の活動が低下する。その時に尼僧は「自分が大いなるもの、神と一体化した」と言うのです。つまり、自他の区別がなくなることに対して、修行僧と尼僧とは異なった捉え方をしているのです。しかし、自分が宇宙と一体化したということは、自分が神と一体化したということになるのではないでしょうか。

仏教では放下《ほか》といって、自分を捨てよ、といいます。このことは自分をなくすということではなく、自分が大いなるものと一体化するということを意味するのです。大いなる存在と一体化することは、すべての宗教において見られることです。キリスト教でも「我神と一体化せり」と、叫ぶ僧がいます。これなどは、脳のこの変化の現れかもしれません。

最近、米国のシリコンバレーなどで瞑想が盛んにおこなわれています。瞑想にもさまざまな種類があり、私が長い間取り組んできた瞑想法は、「禅の瞑想法」です。

インドで長く続いている瞑想法は「サマタの瞑想法」とか「ヴィパッサナーの瞑想法」といわれます。

サマタの瞑想法は「止観」とも訳されます。天台宗に「天台止観」とあるように、止観は仏教で古くから伝わっており、古くから勧められている修行法です。集中力を高め、三昧という迷いのない状態でものごとの真理を見ようとします。禅でいう「禅定」と同じ境地をもとめる修練法です。

それに対して、ヴィパッサナーの瞑想法は「気づきの瞑想法」といわれ、仏教の場合にはブッダの教えの根本である、ものの見方を実践する方法です。

最近、米国ではやっている瞑想法は、マインドフルネスの瞑想とかマインドフルネスの呼吸といわれるものです。

これは三種類に分かれます。

まず、気づきの瞑想法で、自分の感情、思いなどを自覚しつつも、それにとらわれないようにすることです。簡単にいえば「自分は今悲しんでいる」、「自分は今不安だ」などと自分の感情を客観的に気づかせる方法。

次はマインドフルネスの瞑想法です。これは感情などがどんどん悪い方に向かってゆかないように制御する方法です。ここでは呼吸法が用いられることが多いようです。

第三はブッダの瞑想法ですが、どちらかといえば禅のような大乗的な瞑想でなく、上座部仏教と呼ばれる原始仏教の教えに従います。ここでは愛と共感の心をもつように試みます。

ウィスコンシン大学「感情神経科学研究所」の所長、リチャード・デイヴィドソン博士らは先の fMRI 装置を駆使して、僧侶マシュー・リカードの脳波を分析しています。

そして、瞑想が気づき、マインドフルネス、ブッダの瞑想と移ってゆくとき、脳のどこが活動しているかを調べているのです。

図８－４には、彼らの研究の結果が示されています。

1心が揺れ動いているとき、2気づくとき、3呼吸に意識を集中し、4さらに呼吸に専念するとき、脳のどこが活動しているかが示されています。また、修行を続けると、心を安定させる脳の部分が大きくなるともいわれます。

しかし、瞑想の効果で人々を驚かせたのは、ＤＮＡへの影響です。

私たちの細胞は常に分裂しています。一回分裂するとＤＮＡの端の方にあるテロメアという部分が減ってゆきます。そして、これがなくなると細胞はもう分裂しません。一方、永遠に分裂するがん細胞ではテロメアは減らないのです。

このテロメアを修復する酵素をテロメラーゼというのですが、テロメラーゼが正しく作用し

[8－4] 瞑想のプロセスと脳が働く部位

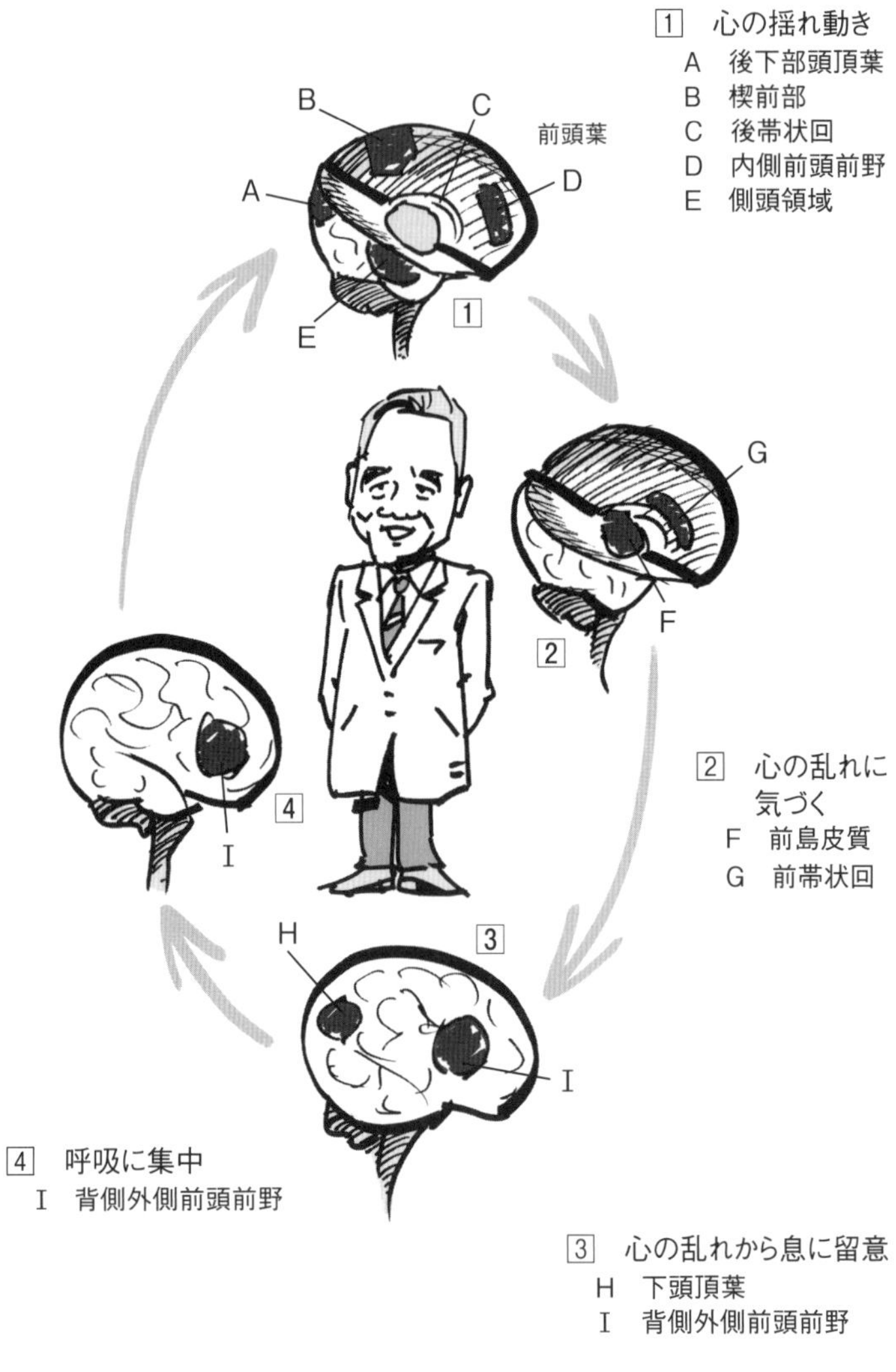

ないと、心臓、血管などの機能に障害をもたらします。

最近、ハワード大学医学部と、マハリシ経営大学の自然医学&防止センターおよび生理学部が共同でドライマニ博士らは、高血圧の人たちを瞑想させるグループと、生活、精神療法を施すグループに分け、効果を調べました。すると、両方とも血圧などは下がったのですが、同時にテロメラーゼの活性も高まったというのです。

私には瞑想の効果というより、生活指導とかストレスの解消法が遺伝子のレベルに影響を与えるということが驚きに思えました。

第9話　一人の自分と何人かの自分

医学部に入ってすぐの心理学の授業の時のことです。

教授は学生の一人を前に呼び出し、話をしながら、鎖のついた懐中時計をポケットから取り出しました。教授は話を中断し、学生に懐中時計を見るように伝え、それを左右に揺らします。教授は「はい」と言って時計をしまい、「あなたは今ボートを漕いでいます」と。学生はやにわに座ってボートを漕ぐ運動を始めたのです。次に、教授が「あなたは、〈はい〉と言って私が手を打つと、目が覚めますよ」と。で、「はい」と言い、手を打ったのです。すると、学生は何もなかったかのように、教授と会話をつづけました。

これは、私たち医学生がはじめて見た催眠術の実験でした。私たちはその不思議さに驚愕しました。催眠術をかけられた学生は、抑制がとれて、教授の言葉に反対できず、言いなりになってしまったと思いました。

次の経験は、臨床実習の時です。精神科の医師が、患者に催眠術をかけるから参観しなさい、という。

診察室に入ると、五〇歳前後の品のよい、良家の奥様という感じの人が椅子に座っていました。彼女の声は比較的高く、澄んでいたのを覚えています。「いい女性だな」というのが私の印象でした。

ところが、催眠術がかけられ、医師がその女性に話しかけると、彼女は低い、男のような声で話し出したのです。それは声優が悪魔の声を真似ているようでした。私はあまりの変化に驚き、この人の中には悪女がいて、それが今話しているのではないかと思いました。

しばらくして催眠が終了すると、女性は「頭

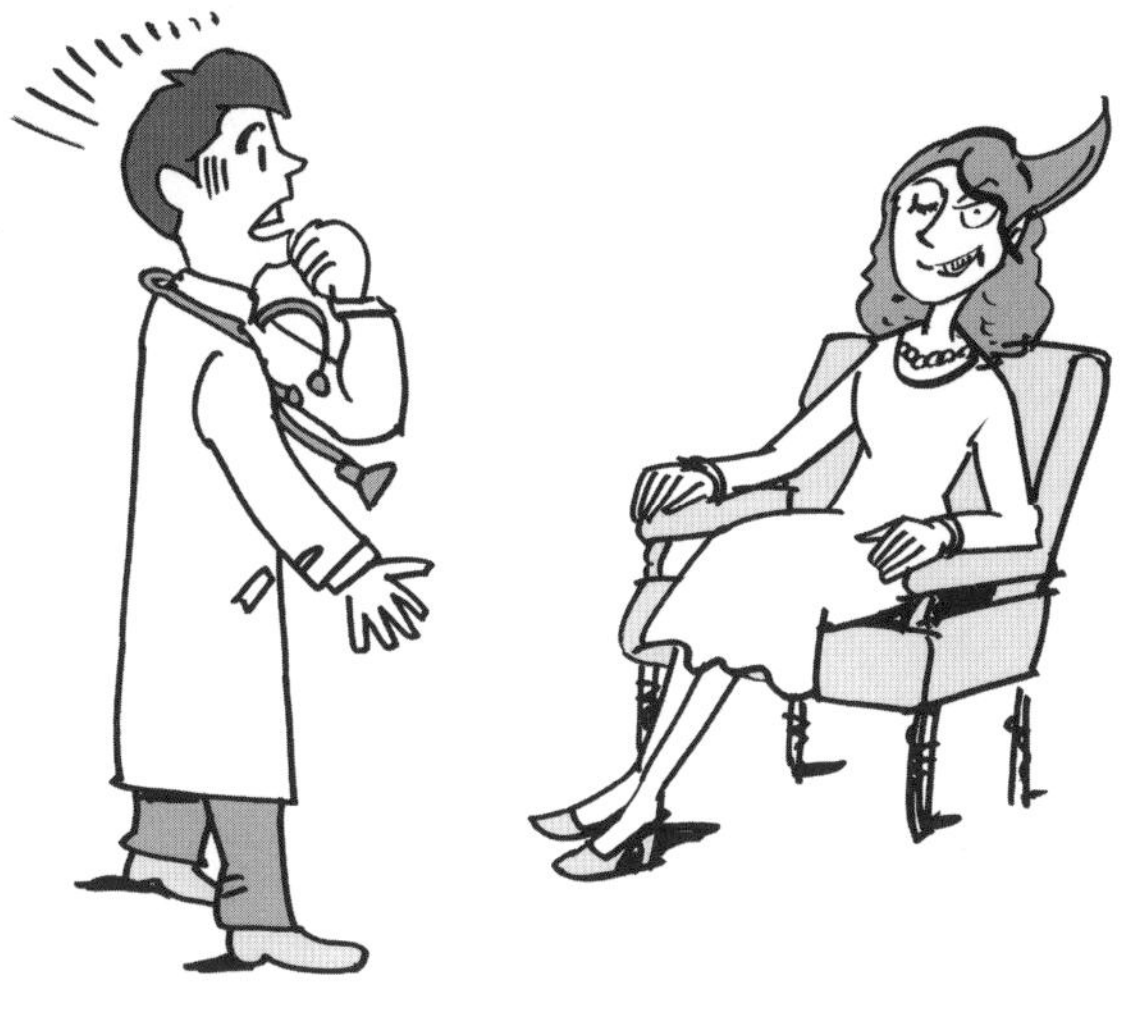

が割れるように痛い」と言い、そばにあるベッドに横たわって三〇分くらい眠りました。目が覚めると、まるで何もなかったように会話を始めたのです。

当時、多重人格ということは知りませんでしたが、私は催眠で、この女性の奥にいるもう一人の女性が出てきたのではないかと思ったものです。

さて、このような人格の変化に注目したのが、一九世紀のフランスの神経学者ジャン＝マルタン・シャルコーです。

彼は当時、「美女無関心症」と呼ばれていた異常症状に興味をもっていました。それは若い女性に現れ、神経や筋肉には異常がないのに、筋肉がマヒするという病気です。さらに驚いたことに「無関心」と称されるだけあって、そういう女性は自分の異常にはまったく気づいていません。それは、私が見た人格が変容した女性と同じであったろうと思います。

これらの症状は「ヒステリー」と呼ばれていました。「ヒステリア」とはギリシャ語で子宮という意味であり、女性の子宮による撹乱であるとされていたのです。

現在では「転化障害」と呼ばれています。つまり、心理的な苦悩が肉体の症状に転化されたと考えられています。シャルコーはこの症状が催眠により劇的によくなることを示しました。この頃、パリに留学してシャルコーに師事していた精神科医のジークムント・フロイトはこの有り様を見て、驚愕しました。彼はウィーンに帰るとすぐにヒステリーの研究を始めたのです。

当時、フロイトの友人のヨゼフ・ブロイアーはアンナ・Oと呼ばれる女性を治療していました。アンナ・Oは裕福な商人の家庭に育ち、知的で努力家のすばらしい女性という評判でした。ところが、父親が病気になり、彼女が看病を始めてから数か月後（一八八〇年一二月）、彼女自身が奇妙な症状を呈するようになりました。視力が鈍り、右手と両足が時々マヒするという症状です。その後、しゃべるのが困難になり、食べ物が喉を通らなくなってしまいました。

同時にアンナは、二つの人格をもつかのように振る舞いだしたのです。一方の人格は正常ですが、ややうつ状態で、心配性。ところが、もう一方の人格は妄想と幻覚に襲われていました。この二人は隣り合わせで存在するように見え、一方が出現するのをもう一方は知りません。そして、一方から他方への転換は一瞬のうちに起こります。人格の転換は、彼女にとって強い衝撃を与えるような出来事の直後に生じたのです。

もう一つ興味深いのは、言葉の問題でした。アンナは調子のよい時にはドイツ語の他にフランス語、イタリア語を話します。しかし、もう一つの人格になった時には英語だけしか話しません。ドイツ語は理解できましたが、話すことはできません。ウィーンではドイツ語がもちいられていることを考えると不思議です。

おそらく、言葉で象徴される現在の自分から逃れたかったのではないでしょうか。また彼女は英語のみで話す時には長く黙りこくったり、突然五か国語くらいがまじった訳の分からない言葉を発しました。

そこでブロイアーは「会話療法」を始めます。この療法では患者を催眠下におき、自分の心を痛めたすべてのことを話させるのです。それにより、ある程度症状は軽減しますが、効果は長くは続きません。

ある時、アンナは激しいけいれんを起こしました。その理由を聞くと「ブロイアーの子供が生まれる」と言ったのです。ブロイアーはこの治療が男女の愛情関係だと誤解されることを恐れて、治療を中断しました。

このことによってヒステリーによる仮想妊娠には強い性的要素があることに気づきました。そして、フロイトとともに「ヒステリーの研究」という論文を執筆し、この中にアンナの例も含めて五例のヒステリーの症状をまとめました。

フロイトは会話療法で何人かのヒステリーの患者の治療をし、回復が見られたので、このような病気が心理的な方法で治療できると考えたのでした。これが彼が精神分析に進むきっかけとなったのです。

しかし、フロイトの治療では現在の視点から見ると、完治した者はほとんどいないとされています。アンナも完全には治らず、長く症状が続きました。

一方、アンナは自分のような多重人格者は子供の時に性的虐待を受けたとか、家族が虐殺されたとかいうような極度の精神的なショックをもっていることに気づきました。そこで世界中の売春宿などを回って歩き、これらの女性の擁護・厚生に尽くしたのです。

晩年、彼女はウィーンに住み、絵画・陶磁器などの収集家として有名になり、他方、詩人・劇作家として活躍しました。またもう一方では、闘志ある社会改革家として活動したのです。多くの人は、今度はこのような多重性に驚嘆したといいます。

彼女の本名はベルタ・パッペンハイムといいましたが、一九三六年にガンで亡くなりました。その時に二通の遺書を残しているのですが、一方は右手で、一方は左手で書いたといわれます。


さて、多重人格とはどのような異常を示すものなのでしょうか。これが一般の人に知れわたったのは『アルジャーノンに花束を』で世界的に有名になったダニエル・キースの小説によるところが大きいかもしれません。

一九七七年のオハイオ州で、連続強姦殺人事件の容疑者として二三歳のビリー・ミリガンが逮捕された。ところが、いくら尋問を加えても、この青年には犯行の記憶がない。そのうち驚くべきことがわかってきた。最初は二重人格か、嘘つきかとされるが、どうもそんなものではないらしい。ミリガンの中には複数の人格が「実在」しているように見える。つまり、彼は多重人格だった。それも単なる多重人格ではない。ビリーの内側にいる一人一人が鮮明な性別・

体格・感情・性質・過去をもっている。言葉づかいも異なっている。スラブ訛りのレイゲンと強いブルックリン訛りのフィリップとが、わずかな時間差で共存していた…。

かくてビリー・ミリガンの捜査と審理にかかわった全員が混乱してしまいました。

たとえば、検察官や弁護士がビリーの社会保障番号を読みあげると「それはぼくんじゃない」と言います。「じゃ、誰のもの？」と聞くと、「きっとビリーのだよ」と平然としているのです。「だって、きみがビリーだろう？」と聞くと「いや、ビリーはいま眠っているんだよ」「どこで？」「ここでね」「われわれはビリーと話したい」「でも、アーサーが許さないよ」…。

このような応対になるのです。

キースはこの物語を『二四人のビリー・ミリガン』という本にまとめました。

次は『五番目のサリー』に書かれている話です。

この主人公であるサリー・ポーターは無意識的に四人の人格を持っていて、それぞれ、得意な分野を持っている。ノラという人格は、芸術肌で、知識も豊富。ベラという人格は、魅惑的で、男をたぶらかすのが大好き。ジンクスという人格は、破壊的で、衝動的な危険な性格。そして、デリーだけは、この五つの人格すべてを把握していて、サリーをのぞく三つの人格にそのことを教える。心理学用語では「記録係」という役割をしているのがデリーということになる。

それに対して、戸籍や免許に登録されている、いわば現実で存在を認められているサリー・ポーターは、自分のことを多重人格者とは決して思っていない。彼女はいつも、おどおどしていて、他人の目ばかり気にしている。時々、頭痛がして、意識を失うことがある。でも、彼女は自分が多重人格だとは思っていない。だから、それぞれの個性豊かな人格を彼女は使い分けることができない。そのために、彼女は多くの身に覚えのないトラブルを背負うようになって、すっかり自信をなくしてしまっていた…。

このような例はともかく、多重人格はたしかに存在します。小説に示されているような劇的な話にはならなくても、私にも身近にそのような人がいます。

さて、アンナ・Oの話をした際、アンナは別々の人格の場合に別々の言葉を話したと述べました。遺書も一通は右手で、もう一通は左手で書いたということを思い出してください。そうすると、二重人格、多重人格に宿る人格はどうやら言語と関係がありそうですね。

これまで何度も述べてきたように、大脳には右脳と左脳があり、脳梁でつながっています。ここには右の脳と左の脳の間を多くの神経線維が走っています。

言語中枢は九五パーセントの人が左脳の前頭葉下部にあります。時に左右の脳に言語の働きのある人もいます。左の脳が脳梗塞などで冒されると、言葉が話せなくなり、右の手足が動かなくなります。一方、右の脳の脳梗塞などでは左の手足が動かなくなります。

左脳の言語中枢と同じ部位の右脳は、何をしているのでしょうか。

最近の研究によれば、ここは話す言葉の微妙なニュアンスを伝えるのに必要だということです。ここが脳梗塞などで損なわれると、話す言葉に味がなく、聞く人が「つっけんどん」な感じを受けるとされます。

そういえば、一時、右脳は芸術・情緒的思考に重要とされ、「右脳を鍛えよう」などという話が人々に大きな関心を持たれたことがあります。しかし、かつては右の脳は劣位脳だとされたのですね。

右脳は体の左を支配します。左はラテン語で「シニストラ sinistra」などといい、「悪い」とか「醜い」という意味をもっています。ちなみに東洋でも、更迭されたり、地位が下がることを「左遷」といいますが、右大臣が左大臣になったということからこの言葉が生まれました。つまり、地位が悪い方に行ったということです。

さて、左手でハンマーを持つと、その情報は右脳に伝わります。右脳には言語中枢はありませんが、右脳の情報は脳梁を通じて左脳の言語中枢に伝わり、「これはハンマーです」と答えられるのです。

もし脳梁を切ってしまい、左右の脳の連絡をなくしたら、どうでしょうか。これが「分離脳」です【図9－1】。

［9－1］　分離脳　左脳と右脳の役割

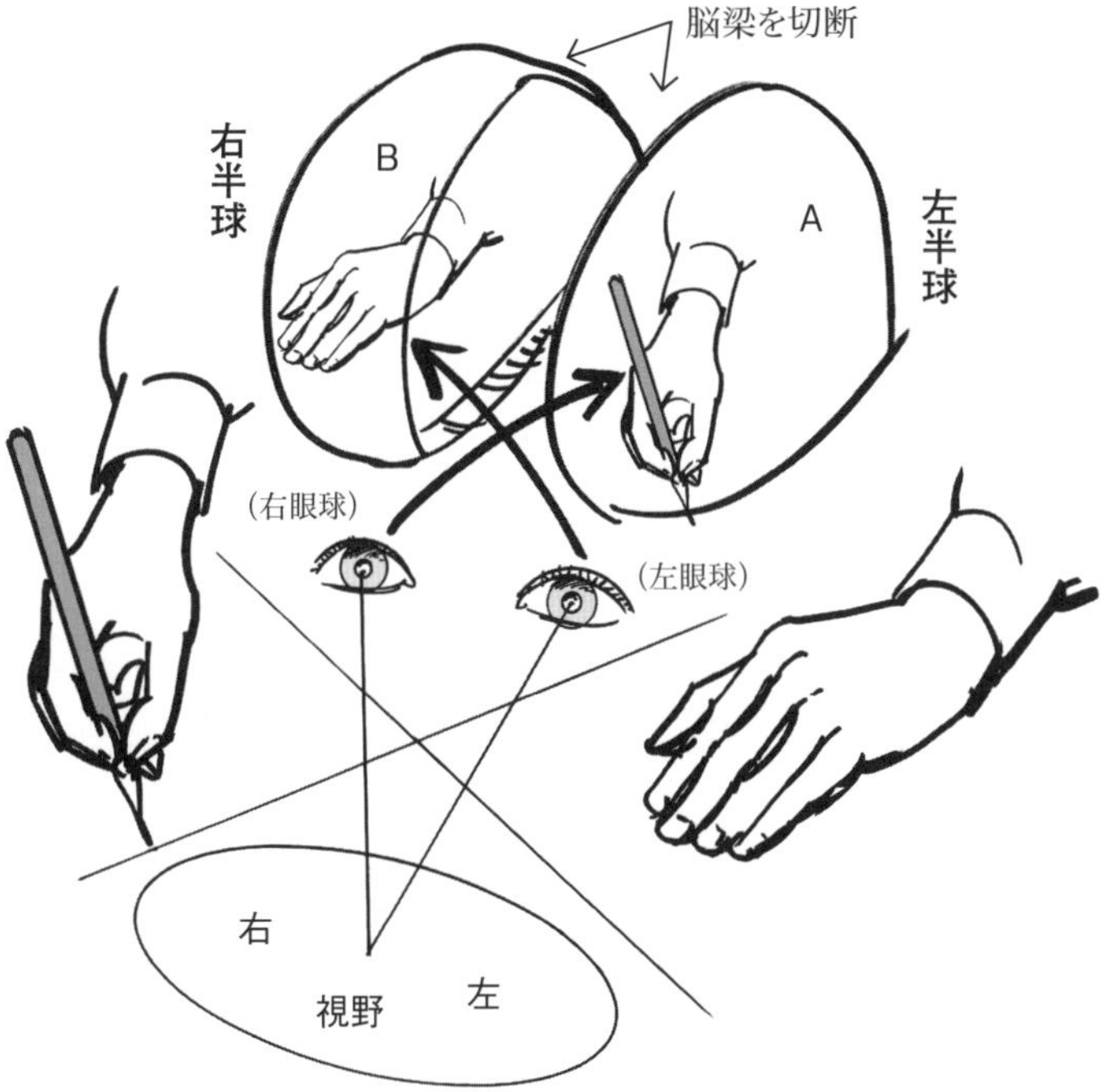

B　右脳（立体認知）左手が見える
- 立体構成
- 単純言語
- 直感的理解
- 非言語的観念

A　左脳（立体認知）鉛筆をもつ手が見える
- 言語中枢
- 計算

テンカンの場合に一方の脳の傷から興奮が広がり、全身にけいれんがおきます。この興奮の広がりを防ぐために医師は脳梁を切断し、左から右、または右から左への興奮を止めようとしました。結果は全身のテンカンが起きなくなり、患者は平穏な人生を送ることができるようになったのです。

このように脳梁が切断され、左右の脳が連絡を失った場合、その人の知能や性格には問題がなかったのでしょうか。カリフォルニア工科大学のロジャー・スペリーはこのような患者の脳を詳しく調べることにより、右脳と左脳に機能の差があることを見出したのです。

では、右脳と左脳の機能の差はどのように解明されてきたのでしょう。

全身に広がるテンカンを特徴とするテンカン発作は「ジャクソンの発作」と呼ばれます。これは英国の神経科医ジョン・ヒューリングス・ジャクソンによって研究されたものです。

彼は多くの失語症の患者を調べました。一例を除いてすべて左脳に障害がある患者でした。左脳に障害がある失語症の患者の空間認識は損なわれていません。しかし、右脳に障害をもつ患者の場合、言語能力は損なわれていなかったのですが、たとえば「自分の妻の顔が分からない」などという症状を示していました。そこでジャクソンは言語と空間認識は別々の脳でつかさどられていると考えたのです。

ジャクソンが観察・記録した患者の一人は、ヴィクトリア公園のそばに住んでいました。彼女は何度も公園を行き来し、その道を熟知していたのです。ところが、ある時、公園の門のそばにいるにもかかわらず、どうしても公園に到達できず、何度も公園に行く道をだれかに尋ねなくてはなりませんでした。

彼女は数週間後に亡くなったのですが、解剖の結果、右の側頭葉後部に腫瘍が見つかりました。ということは？　右脳には言語の機能はないのですが、ある場所から別の場所に行くとか、人々の顔を認識するとか、自分で着物を着るとかいう能力には重要な役割を果たしている、とジャクソンは結論づけています。

そこで、右脳の役割は動物と共通していていて、物の場所を知ったり、自分の住居に戻るなどという能力に関与しているとされました。

左右の脳と人格の関係はどのようになっているのでしょうか。それを解明したのが、スペリーの共同研究者、マイケル・ガザニカです。

次話では左右の脳に宿る心について考えてみましょう。

第10話　左脳と右脳に宿る心

一八八六年、ロバート・スティーブンソンが有名な『ジキル博士とハイド氏』という本を書き、これが一大ベストセラーになりました。

ご存じのように、この小説に書かれているジキル博士は、ハイド氏の存在も行動も知らず、ハイド氏はジキル博士のことを知りません。今でいう典型的な二重人格です。

さて、スティーブンソンが本を発表してから九年後に、スコットランドのルイス・ブルースという精神科医が二重人格と思われる症例を発表しました。

患者のH・Pは、一方の意識の時には痴呆で、ウエールズ語で支離滅裂な話をします。この時の彼は英語を理解することができません。また、その時には彼は左手で字を書くのです。つまり、右脳が働いていたと思われます。

ところが、もう一方の意識の時には上手に英語を話し、その時には右手で字を書きます。つまり当時考えられていたように、文明化された左脳が働いていたとみなされます。さらに、彼は一方の意識の時、別の意識で行ったことをまったく記憶していなかったのです。

前章で催眠下で別人になった女性のことをお話しましたが、じつは私の知人の女性にも性格が変わってしまったのではないかと思われる症状を示す人がいました。彼女は、とくにストレスを与えるとも思えないようなふつうの会話をしている最中に、たまたま私が彼女の意見に反対すると、急に別人のように下品になったのです。

その際、興味深かったのは、彼女が別の自分になっていることを意識していたようなのです。あるいは、そうなったことをこちらが告げたからかも知れません。彼女は「今度変になったら、人に見せないようにしてください」といつも言っていました。彼女は数年前、七〇歳で亡くなりました。

さて、ブルースはさらに別の二例を示しています。この患者たちはテンカンで、けいれんの後に一瞬のうちに性格が変わったのです。この患者はけいれんによって、その側の脳がマヒし、反対側の脳が支配するようになり、そのためにいつもと違う性格が現れるのだとブルースは考えたのでした。そして、けいれんが文明化された左脳をマヒさせれば、この人物はハイド氏のように直ちに悪党になると説明したのです。

この発表は、当時の社会に大きな影響を与えました。つまり人間は右脳をできるだけ「教育」しなくてはならず、これには若い時からできるだけ体の左右を使うことで両方の脳を同じように訓練する必要がある、と考えられるようになります。そして、この目的のためにすべての子供はものを書いたり、肉を切ったりする時に右と左の手を交互に用いて、一方だけに偏ることのないようにすべきだという教育法が英国や米国で盛んにおこなわれたのです。

こうして、右脳と左脳の役割について、さらに詳しい研究が進められるようになります。

一九六〇年、カリフォルニアの神経外科医ジョセフ・ボーゲンは、同僚のロジャー・スペリーに、自分の患者のことで相談を持ち掛けました。

その患者は、第二次大戦中、パラシュート部隊に所属し、作戦に加わっていたが、パラシュートが開かず、地上にたたきつけられて意識を失い、ドイツ軍に捕らえられてしまった。捕虜となって留置されたあげく、頭を何度か銃床で殴られた。そして、けいれんを起こすようになった…。

ボーゲンは、患者の全身のけいれんを抑えるために、脳梁を切断したいのだが、大丈夫だろうか、また手術が成功したらこの患者を調べてくれないか、そうスペリーに伝えたのです。

脳梁の切断手術に関しては、一九三〇年代にジョンズ・ホプキンズ大学のウォルター・ダンディーが何人かの脳腫瘍の患者に実施していました。その結果、手術の後に知能・性格・行動に変化は見られず、なんら支障を来していないと報告されています。

スペリーは、もちろん承諾し、この患者を新しい方法で検査することにしました。つまり、スペリーの実験は、右脳または左脳だけに、ものの像を送り、その反応を見ようとするものでした。

まず、ハンマーならハンマーを右目のみ、つまり左脳に見せると、患者はすぐにこれがハンマーだと答えました。左脳に言語中枢があるから当然です。

ここで注意すべきことは、右脳も非常に簡単な言葉は理解できるということです。

そこで、今度は右の脳にハンマーを見せると、彼は答えられません。しかし、理解していないわけではない。実物のハサミ、ハンマー、ナイフをおいて、この中から今の絵に描かれていたものを選ばせると、彼はハンマーを取り上げたのです【図10-1】。

このような実験からわかったことは、右脳は簡単な言語、立体構造の理解、おおまかな構図の理解、言語を使わなくてもよい概念（喜びの顔の表情）などに長じており、左脳は言語とか計算、さらに細かな構図の理解に長けているということです。

ところで、顔の認知はどこで行われているのでしょう。

顔が認識できないというのは「相貌失認」などと呼ばれています。古くはギリシャ時代にペ

[10－1] スペリーの実験

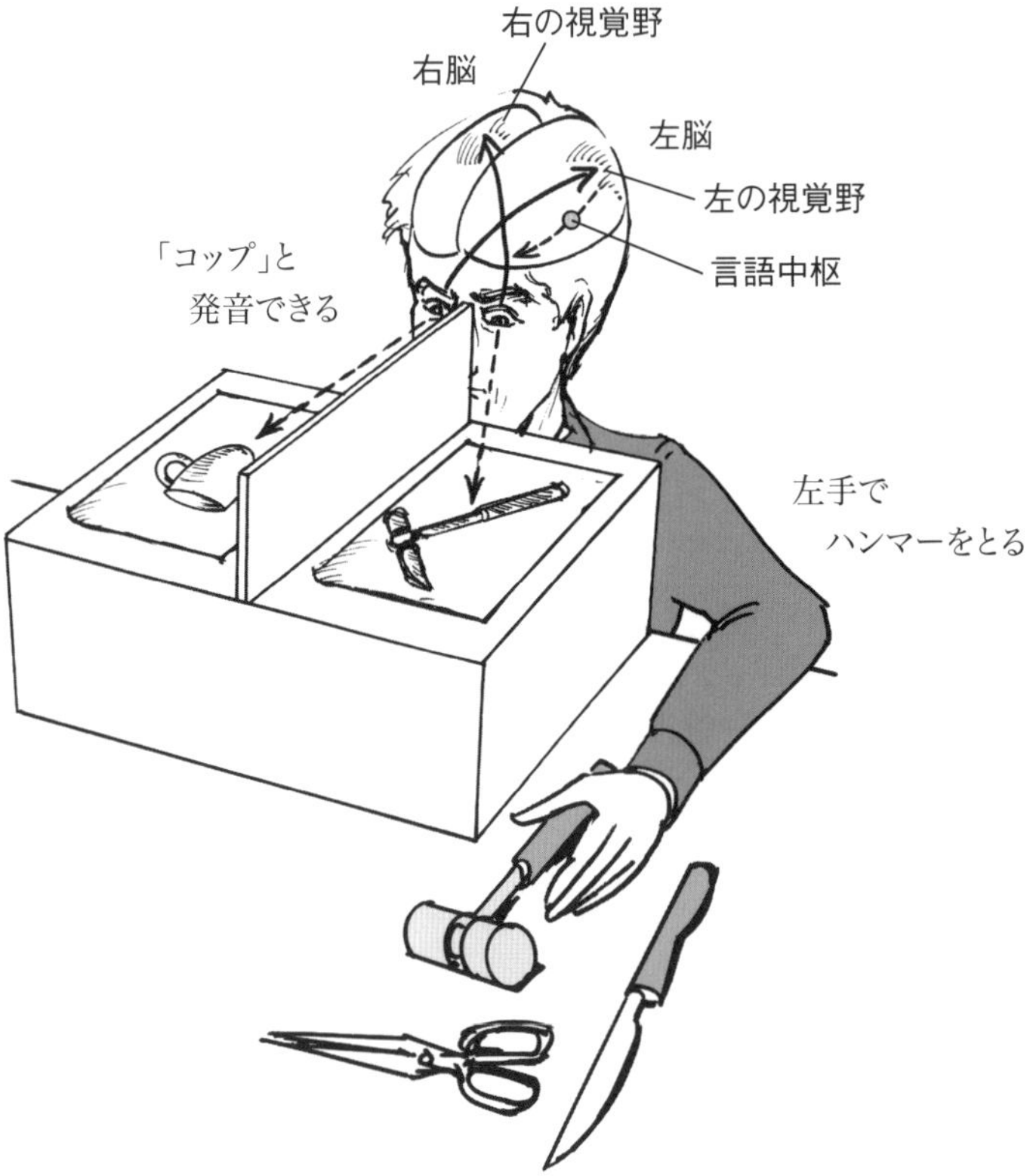

ロポネソス戦争に参加し、頭部に怪我をした人たちが、他人の顔を見ても誰だかわからないという症状を訴えた、そんな記述が残っています。

実は私も人の顔を覚えられないのです。他人に、誰かに会った話をすると「眼鏡をかけていましたか」と聞かれます。しかし、眼鏡をかけているかどうかさえ思い出せません。私の妻は眼鏡をかけていて「こんなに分かりやすい目印がどうしてわからないのですか」と、いつもあきれられていました。

となれば、私が恐れるのは犯罪捜査で、目撃証言を求められることです。おそらく、第一の質問は「その人は眼鏡をかけていましたか」でしょう。しかし、大部分の場合、ある人が眼鏡をかけているかどうか覚えていないのです。

今までは特別問題になることもなかったのですが、このことを私が自白するきっかけとなったのは、俳優のブラッド・ピットの告白です。彼は自分が相貌失認だと言っています。そして「自分は傲慢だとか失礼だとか思われているだろう。会った人の顔を覚えておらず、無視しているように見えるだろうから」と。

顔の認知は右脳の側頭葉の役割のように教えられてきていますが、そこに異常があるのでしょうか。私は芸術を好むので、いわゆる情緒脳といわれる右脳の機能は大丈夫だと思っています。ブラッド・ピットも名優ですから、人の気持ちをうまく理解し、表現できるのでしょう。

私はある機能が劣っているからといって、脳の機能がなんらかの障害を受けているという考えには強く反発しています。

余談ですが、私には〝サバン〟のようなところがあり、さまざまな能力が一般の人に劣ります。囲碁将棋はだめだし、ゲームもしません。若い時にはテニスなどをしましたが、今はスポーツはまったくやりません。さらに楽器を演奏する能力もまるでだめです。しかし、文章を書いたり、研究をしたり、それを論文にしたりする能力、さらに仲間をまとめる能力は一般の人以上だと思っています。だから、八一歳になる今も現役の研究者として働いています。つまり、何かができないのは、脳の機能が劣っているのでなく、他の脳の機能にとって代わられているのだと思っています。

実際、ヴァイオリニストの脳を調べると、指の運動領域、感覚領域が大きく、神経細胞が多く詰まっていることが証明されています。

さて、分離脳の話に戻りましょう。

スペリーの共同研究者のマイケル・ガザニカは右脳のみ、左脳のみに別の画像を示し、それに基づく行動を調べました【図10－2】。

彼は患者の右脳に雪景色を見せ、左脳にニワトリの絵を見せました。次にいろいろな絵を見

［10－2］ガザニカの実験

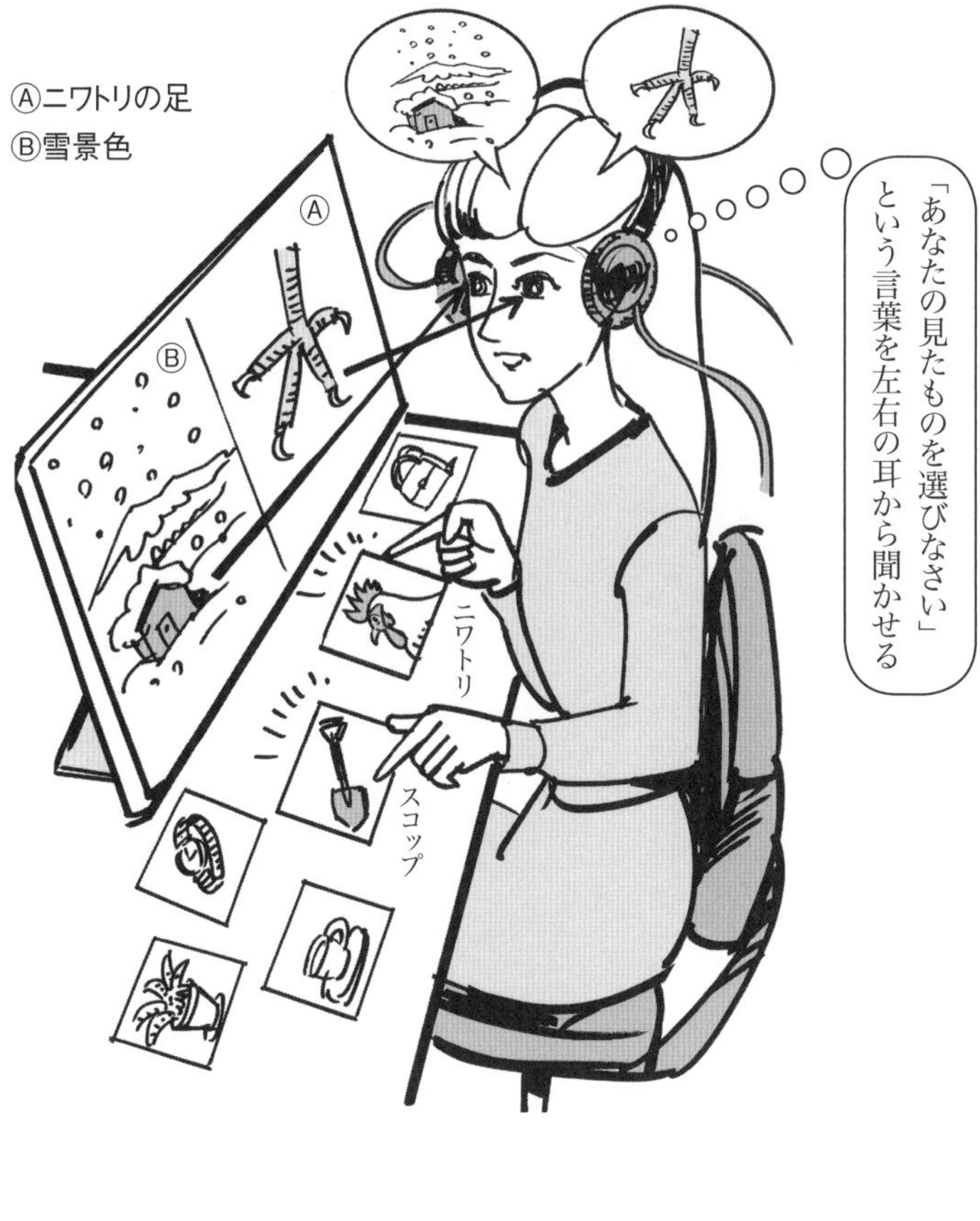
Ⓐニワトリの足
Ⓑ雪景色
Ⓐ
Ⓑ
「あなたの見たものを選びなさい」という言葉を左右の耳から聞かせる
ニワトリ
スコップ

せて、今度は患者の両耳のそれぞれからヘッドフォンで指示を与えたのです。耳にしても、右耳から入った情報は左脳に、左耳から入った情報は右脳に伝えられます。

右脳に「あなたが今見た図に合っているものを選びなさい」と、命じます。右脳は雪景色を見ていますから、患者は左手でスコップの絵を取り上げます。一方、同じことを左脳に命じると、左脳はニワトリの足を見ているので、ニワトリの絵を選んだのです。

しかし、自分の両手で選んだものを見ると、片手はニワトリの絵を取り上げ、もう一方はスコップの絵をもっています。左脳は雪景色を見ていませんから、なぜ自分がスコップの絵をもっているか、説明できません。

そこで「あなたはなぜスコップの絵を取り上げているのですか」と質問すると「ニワトリの足はニワトリと対になるし、ニワトリの小屋を掃除するにはスコップがいるのです」と答えた。つまり、左脳は自分の行為について、つじつまがあうように説明したわけです。

また別の実験で、右脳と左脳に対しそれぞれ「あなたは将来、何になりたいですか」と聞くと、左右の脳は別々の回答をしました。そのために、私たちの右脳と左脳は別々の意識をもち、意欲・希望なども異なるという話が世界中で取りざたされたわけです。

数年前にガザカは「右脳、左脳問題をもう一度考える」という論文を『サイエンティシフィク・アメリカン』という雑誌に発表しました。そこでガザニカは、彼の多くの分離脳の実験は、切断直後の現象であり、時がたつと次第に左右の人格は融合し、一つになってゆく、と述べています。その理由として、脳は脳梁を切断し、かつ左右の脳がつながっていないように見えても、脳幹など下部ではつながっている、そのために次第に左右は意見を一致させるのだ、としているのです。

とはいえ、人は右と左の脳に別の人格があり、それを「私」という意識が一つにまとめているということは事実のようです。

では、多重人格はどうでしょうか。心、あるいは人格というものは、たとえば前頭葉の一部に存在していて、その数はいろいろな部位に分かれていると思われます。そうした多重性は認められながらも、「私」がそれを一つにしているのではないでしょうか。

私は、多くの人は年をとると性格が変わってしまうことを見て、驚いています。しかし、本人はあくまで「自分」であり、別に変わっていない、何かの知識・経験がつけ加わったのだ、と答えます。そうしたことから言えば、詐欺や暴行などで逮捕された人でも、子供のころは父親とキャッチボールなどをするよい子だったのではないでしょうか。多くの親が子供や孫との関係がうまくゆかなくなり、「昔はあんなによい子だったのに」と嘆く場面を何度も見ています。また独居老人で、毎日「死にたい」発言を繰り返している人も、若い時にはサッカーをやったり、友達とお酒を飲んだりするような性格だったのではないでしょうか。

私たちは、長い人生経験から、脳の仕組みに変化が生じ、人格が変わったように思います。しかし、もしかしたら、環境の影響で別の人格が現れたのかも知れません。

私は、超過敏の性格の持ち主です。これには波があり、不安などが強くなると、考え方が完全に変わってしまいます。たとえば、自分はまったくダメな人間だと思ったりします。しかし、「私」は同じだと思っています。このような感覚をもつとき、別の人格が現れていることはないでしょうか。

人格、つまり「私」は、たくさんあるという感じを私はもっています。

第11話　イリュージョンの罠

脳内で生じていること

人間がもっとも古くから用いていた薬に「麻黄《まおう》」という植物があります。イラクのネアンデルタール人の墓から掘り出された遺体の周りに麻黄の実がおかれていたことから、五万年以上前から旧人類によって用いられていたことが分かります。

中国では、喘息の治療に麻黄を入れたハーブティーがよく飲まれていました。その効能は二〇〇〇年以上前に書かれた『黄帝内径』という本に記載されています。このハーブティーを飲むと呼吸が楽になり、同時に気分も爽快になるのです。しかし、飲み過ぎると神経が緊張し、気分が悪くなったりすることも知られていました。

一九二〇年代の初め、米国、インディアナポリスにあるイーライ・リリーという製薬会社の薬理学者、チェンは麻黄の成分を研究していました。それより早く、麻黄の成分は「エフェドリン」といって、日本ではすでに明治時代に長井長義博士が麻黄からのエフェドリン抽出に成功していたのです。長井博士は、これを動物に投与すると気管が拡張することを発見し、この構造がアドレナリンによく似ていて、交感神経を刺激することを突き止めていたのです。

アドレナリンはそもそも気管を拡張し、喘息の呼吸困難を防ぎ、呼吸を楽にします。しかし内服すると、アドレナリンは分解されてしまい、消化管からは吸収されません。他方、エフェドリンは内服できるのです。そのためにこのエフェドリンは喘息の治療薬として急速に使われるようになります。もちろん摂取しすぎると交感神経が興奮しすぎ、患者は神経が高ぶって落ち着いていられません。集中力を失い、手が震えたりします。また心拍・体温・血圧が増加し、呼吸も早くなるのです。

ところで、原料の麻黄の供給には限界があります。どうしてもこれに似た物質を合成する必要がありました。一九三〇年代、アメリカのゴードン・アレスという化学者はエフェドリンによく似た化合物「アンフェタミン」を合成しました。これを揮発性にして気管内に噴霧する方法を考案したのです。アンフェタミンの利点は交感神経への刺激がないことです。アンフェタミンは「ベンゼドリン」という薬として売り出されたのです。

アンフェタミンの吸入は喘息の特効薬として、一九三〇、四〇年代に米国で広く用いられるようになり、新薬のベンゼドリンの吸入薬はアスピリンとならんで、処方箋なしで買える薬の一つとなったのです。そしてまた、アレスはアンフェタミンが精神を高揚させ、幸福感をもたらすという効果があることにも気づいていたのです。

実際、アンフェタミンを処方した医師たちも患者の行動の変化に気づいていました。患者は興奮状態になり、活力が増し、あまり眠らなくても済むようになり、また、食欲も減退しました。

一九三八年、ナルコレプシー（嗜眠）のためにアンフェタミンの治療を受けていた三人の患者が突然、精神分裂病（現在の「統合失調症」）の症状を示し始めたのです。このことがその後、アンフェタミンを覚醒剤として用い、麻薬に近い症状を出すものとしての道を歩ませることになったのです。アンフェタミンは、脳のドーパミン神経を刺激し、側坐核とか中隔核のような快感の領域に作用すると考えられています。

ところで、ある種の食べ物、たとえばキノコを食べた人が急に笑いが止まらなくなったというような話を聞いたことがあると思います。マヤ文明とかインカ文明では呪術師がこのような植物を使って、人々に影響を与えたという証拠が残っています。また、メキシコでは三〇〇〇年にわたってインディオやアステカ人が精神を変容させる作用のあるサボテン「ペヨーテ」を宗教的儀式に用いていました。

一九世紀末、フィラデルフィアの作家兼医師のサイラス・ミッチェルがペヨーテを服用し、その効果を記録した最初の人物になりました。「恍惚の二時間の間に見た光景は本来なら自分が見たものの美しさと輝かしさを他人に伝えるために用いる言葉ではとても表現できないほどのものだった」と述べています。

ペヨーテには多くの物質が含まれていますが、主要な精神作用を示す物質は「メスカリン」と呼ばれ、この構造が「ノルアドレナリン」という交感神経の伝達物質に似ていたのです。このノルアドレナリン神経の細胞は、脳幹の「橋《きょう》」というところにある「青斑核」にあって、この部位にメスカリンが作用したり、ノルアドレナリンの受容体と結合したりするのです【図11－1】。

研究者がラットの青斑核を刺激します。すると、ラットは驚いたように飛び上がり、まるで恐怖におののいているかのように見えたのです。ラットは周囲を恐れるように見回し、音や色、触られることに対し極度に敏感になっていました。

この青斑核というのは、恐怖を感ずる場所のようですが、じつは、恐怖などに反応して神経の末端からノルアドレナリンを出す場所だったのです。ノルアドレナリンは、視床下部を刺激して自律神経を刺激、ストレスに抵抗を示すような効果を及ぼします。また視床下部からのCRH（副腎皮質刺激ホルモン放出ホルモン）の分泌を抑え、ストレス反応を抑えるのです。最近ではCRHが多くなると、うつの症状を出させるというような考えになっていますから、うつを

［11－1］ノルアドレナリン神経細胞の効果

（怒りは青斑核を刺激し、ノルアドレナリンを出し、
視床下部からの刺激で血圧上昇などが起こる）

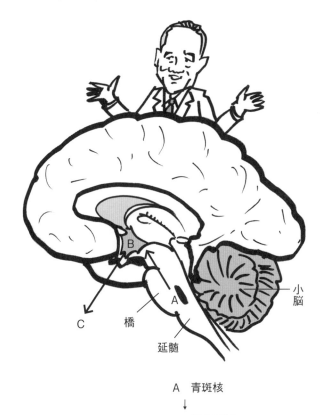

A　青斑核
↓
B　視床下部
↓
C　血圧上昇、胃腸の活動停止
心拍増加、呼吸促進、血糖上昇

防ぐ作用があるのです。

そこで、実験。

動物を箱に入れ、その底に電気を流し、ショックを与えるような装置を作る。この時、動物のほうはまずドーパミンという伝達物質を脳内で出す。レバーを押すと電気は流れないようになっている。それがわかると動物はショックを逃れるので、脳内の反応はなくなる。

次に、レバーを押しても電気を止めることができないような装置にする。すると動物は必死にレバーを押して、なんとかこのショックから逃れようとする。そこで、ストレスに抵抗するノルアドレナリンが多く出るようになる。しかし、逃れられないという状態がわかると、動物は疲弊してしまう。この時に、ＣＲＨが出る（つまりＣＲＨは下垂体を介して、副腎皮質からコルチゾルを出すホルモン）。

つまり、どうしても逃れられないストレスや障害が続くと、脳は疲弊し、支障を来すことになるわけです。植物の中でこのような作用をするのは「アルカロイド」という成分です。さらにメキシコの南部で今もとれるキノコの成分、シロシンとかシロシビンは有名です。

こうしてアルカロイドの中で脳に影響を与える物質として注目されたのがＬＳＤです。

中世には「麦角症」という病気が時々流行しました。これはパンに寄生する麦角菌《ばっかくきん》をいっしょに食べた時に起きる症状をもつ異常です。患者には手足の組織が死滅する壊死が見られ、時にはこの治療のために手足を切断しなくてはならなかったのです。さらに、この菌を取り込んだ人には精神の異常を示す症状も現れました。

スイスのサンド社の研究員はこの成分を分離し、「リゼルグ酸」と名付けました。当時サンド社にいたアルバート・ホフマンはこの構造を少し変化させ、「ＬＳＤ－25」と名付けた物質を合成しますが、この薬の効果を調べた結果、著しい効能は認められないとして、会社はこの薬の開発を中止しました。

その後、ホフマンはこの薬には今まで知られていない作用があるかも知れないと考え、これをもう一度合成してみることにしました。実験室で合成を終え、これを結晶化すると、彼はなんだか異様な感覚に襲われたのです。彼は上司のストールにあててメモを書いています。

一九四三年の四月一六日、金曜のことですが、私は仕事をやめて家に帰らざるをえませんでした。目まいが少しして、しかも非常に不安になったからです。家で横になっていると、それほど不快でもない酩酊状態になりました。目をつぶって夢を見ているような状態で私は絶え間ないファンタジーのような絵を見ていました。それは奇妙な形をしていて、万華鏡のような色彩をしていました。約二時間後にこの状態は消えたのです。

この酩酊状態の正体は何か。彼は、実験室で合成を終えた時、なんらかの理由で体に入ったLSD－25の作用によると考えたのです。もう一度これを確かめるために、今度はLSD－25を自分に注射してみました。すると、前と同じような症状が現れ、目がくらみ、不安になり、精神を集中できなくなったのです。家に帰ると、その症状はさらにひどくなり、視野はぐらつき、目の前の物体は曲がった鏡に映したようにゆがんで見えるようになりました。

「外部の世界が悪魔的になった以上に悪いことは、私の内面の自己の変化である。意志の力はなくなり、外部の世界の崩壊、自我の分裂を防ごうという努力はすべて無に帰した」と書いています。

さらに興味深い体験は、自己と関わる時間・距離などの感覚についてです。

「時間の感覚も変わってしまった。薬を飲んでから二時間後に私はすでに数千年も薬の影響を受けているかのような気がした。私の地上における人生の残りは無限のように感じ、しかも自分は無限に年をとっているような気がした。私のそばにあるギターを鳴らすと、その音が一月も続いているように感じた」と書いています。

LSDの構造を調べると、これは後に述べるセロトニン物質によく似ているのです。さらに、LSDはセロトニン受容体と結合することも分かりました。

アメリカの脳科学者のソロモン・シュナイダーも自分でLSDを摂取した際の経験を次のよ

うに書いています。

「宇宙の彼方まで一歩で跨げるような気がした。また時間は永遠で自分は何万年も生きていて、死などはないと思えた。その体験は東洋でいう禅の悟りに似ている気がした…」

先に、サボテンの一種「ペヨーテ」を分析すると、アドレナリンに似た「メスカリン」が主成分であることにふれました。さらに、メキシコで「聖なるキノコ」と呼ばれているものを飲んでみると、すべての景色がまさにメキシコならではの色彩に満ち溢れ、心は陶酔状態になり、見るものが絶え間なく形を変える、それが「シロシビン」によるということも前述の通りです。

アメリカの作家・思想家テレンス・マッケナは、これらシロシビンとかメスカリンなどは、人類史の初期にこれを飲んだ者の情報処理能力を増し、環境への感受性を向上させ、人間の脳を突然、大型化する作用があったのではないか、と述べています。

ほとんどの宗教では例外なく、天使とか悪魔というような超自然的な存在は自由に空中を浮遊できるという信仰があります。

一七世紀のイタリアのフランシスコ派の修道僧、コペルティーノの聖ヨセフは恍惚境のなかで空中を浮遊したとされます。じつはメキシコでは「オロリウキ」という植物を用いて儀式を行った、と記載されています。オロリウキはアステカ語でアサガオを意味し、構造がＬＳＤに似た物質を含んでいます。当時の記録には、これを含んだ香油を念入りに杖に塗り、女性に跨がせたと書いてあります。女性は一種の性的な快感とともに、空中を浮遊する感覚をもったということですね。

さて、心に影響を与える植物といえば、麻薬でしょう。

麻薬の中で最初に注目されたのが「コカイン」です。コカインは南米に繁殖しているエリスロキシロン・コカという灌木からとれるアルカロイドです。ボリビア・コカはアンデス山中で得られますが、コロンビア・コカはコロンビア、ベネズエラ、ペルーなどに自生しています。

ヨーロッパ人が初めて南米に進出した時にはすでにコカは広く使用されていました。インカ帝国では太陽神の息子ともいわれるマンコ・カパックが、インカ人に直接コカを授けたと信じられてきました。したがって、インカの聖職者はコカが神聖なものと言明しています。また、コカの葉の使用は王族・聖職者に限られていました。

インカなどを占領したスペイン人は、飲まず食わずにいてもコカを口にすると、まるで疲れを知らないように頑張るので驚いたといわれます。

インカ文明ではコカは「コカーダ」と呼ばれる混合物の形で噛まれ使用されてきました。じつは欧米文明が入ってくるまでは、コカーダは距離の単位だったのです。つまり一回コカを口にして、頑張れる距離。これは人がコカを服用した際に歩ける距離であり、時間としては四〇分くらいです（経口的に摂取した際の作用持続時間）。

一五三一年、スペイン人のフランシスコ・ピサロがペルー侵略を開始してから、ペルー人はコカを大量に用いるようになりました。スペインの歴史家は「この植物は非常に栄養があり、活力を与えるために、インディオはこれ以外、何も食べずに働き続ける。また、これが不足してくると力が出なくなる」と書いています。

一七世紀初期にインカの年代記をあらわしたベーガは「飢えを癒し、疲労や衰弱に活力を与え、みじめさや不幸を忘れさせるために、天使は人間にコカの葉を贈ってくれた」と書いています。

また、スペインの支配者は現地人を働かせ、金を採掘させるためにコカの葉を噛むことを推奨しました。

一八五九年、イタリアの医師パオロ・モンテガーゼはペルーを旅行した際にコカを知り、自分でも噛んでみて、その効果を確かめました。また、数人にそれを与えてみたところ、感情などに及ぼす効果を知り、驚きました。その効果というのは、意気揚々とした感じであり、筋力が増強した感じ、次々と湧き出てくる思考、非常に気分のよい覚醒感というものでした。彼は、コカについてのエッセイを書き、コカが病気に対する新しい治療薬になりうると述べたのです。

これは非常に関心を集めました。翌年、ドイツの生化学者アルベルト・ニーマンはコカアルカロイドを精製し、その精製物を「コカイン」と名付けました。

これを商売に使おうという人も現れました。コルシカの化学者アンゲロ・マリアニはワインにコカインを加え、「ヴァン・マリアニ」として売り出します。まもなくヨーロッパでもっとも流行した飲み物になったのです。マリアニはさらに、コカ茶やコカドロップを開発し、ヨーロッパで偉大な市民として尊敬され、法王から感謝の特別メダルを贈られました。

マリアニは一八八六年、コカのエキスとアルコールなどを原料にした飲み物、コカ・コーラを作り出しました。今度は、コカ・コーラを頭痛薬・刺激薬として売り出したのです。彼はこれをコカのフランスワインと称し、理想的な強壮剤として宣伝しました。

最初、これにはアルコールが入っていましたが、のちにアルコールは除かれ、コーラの木の実が加えられます。

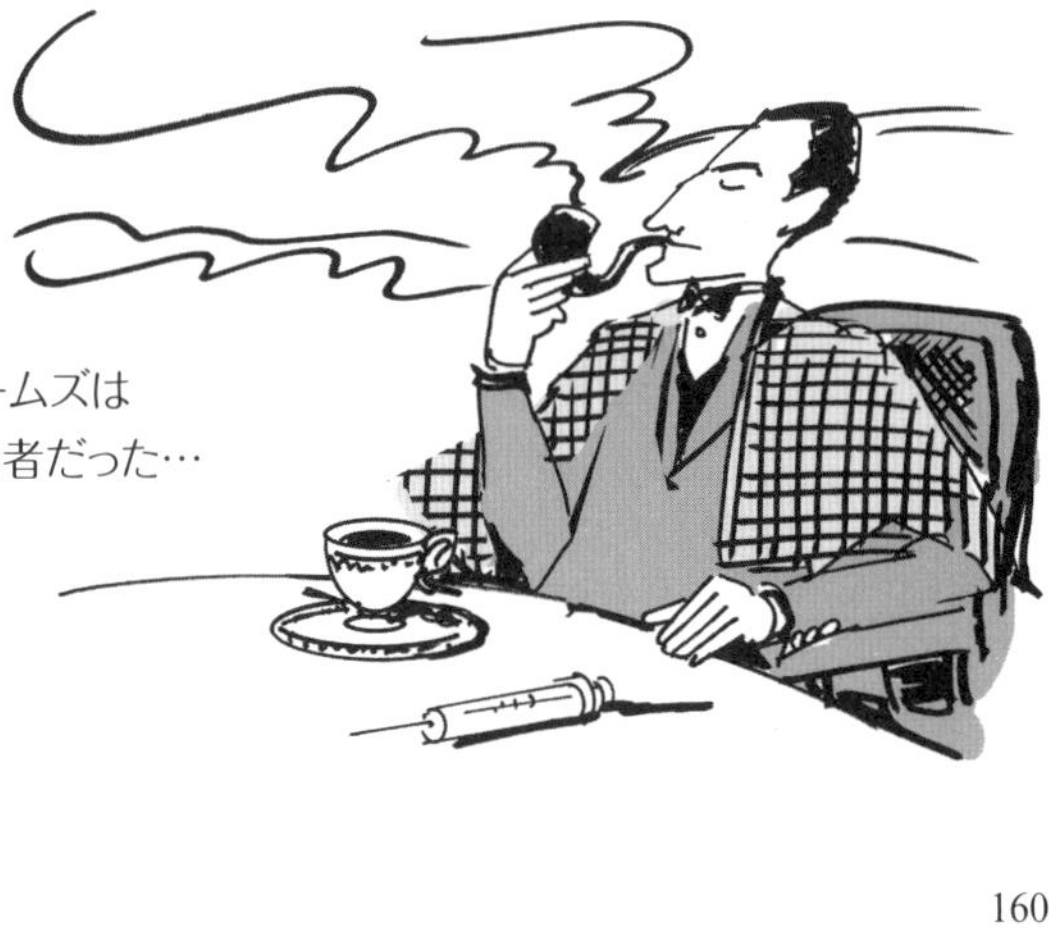

シャーロック・ホームズは
コカイン中毒者だった…

これにはカフェインが入っていたのです。コカ・コーラは知的な飲み物、節度ある飲み物として宣伝されましたが、その後、ソーダ水に変えられました。当時はまだコカインを含んでいましたが、コカインの危険性が指摘されるようになった今ではコカインは入っていません。

そもそもコカ、コカインは脳のどこに働くのでしょうか。現在ではドーパミン神経を刺激し、側坐核、中隔核に作用し、快感をもたらすと考えられています。

最後にもう一つ有名な麻薬について述べましょう。それは大麻です。

大麻の成分のマリファナは次のような経過を経て、その作用の実態が解明されてゆきました。

マリファナはインド大麻（カンナビス）の成分です。人々は大昔からこれをたばこのように吸っていました。ある場合には鎮痛・鎮静作用が得られ、ある場合には陶酔・幻覚作用が、また別の成分を吸った場合には興奮作用が見られたのです。大麻には四〇〇種類以上の化学物質が含まれていて、それぞれ別々の作用を示すことが知られています。

製薬会社ではなんとかマリファナの成分を変えて鎮痛作用のある物質にしようと努力していました。一九七〇年、米国のファイザー研究所にいたジョンソン博士とメルビン博士は合成によるマリファナを作っていました。そのうちのレボナントラドールは鎮痛作用としては見るべきものがあったのですが、口渇、目の充血、めまい、気分の不安定などがあり、薬として使い物にはならないとされたのです。しかし、このような副作用があるということは、脳のどこかに結合しているということを忘れてはなりません。

米国の国立衛生研究所のライス博士はレボナントラドールに放射線をあて、これが脳のどこと結合するかを調べました。そして、これは記憶に関係する海馬、大脳基底核、小脳などに分布することが分かったのです。

一方、同じ研究所にリサ・マツダ博士がおり、彼女は偶然見つけた未知の遺伝子がどこで発現するか（作用物質を作る）を調べ、その地図を作っていたのです。するとレボナントラドールの分布する場所とその未知の物質の分布するところが一致しているのが分かりました。つまり、これはマリファナの成分の受容体だったのです。

こうして一九九二年、イスラエルの研究者がこの物質、脳内マリファナともいえる物質を発見。これはアラキドン酸にエタノールアミンがついたような構造をしています。彼らはサンスクリット語の〝至福〟を表すアーナンダからとった「アナンダマイド」と名付けます。日本語では「至福物質」です。

じつは、アラキドン酸は食肉に多く含まれる脂肪酸です。これは体の中で血栓を作る物質に変わるので、なるべく肉は摂らない方がよいという根拠ともされていました。ところが、これが体の中で至福物質も作るのです。

魚の脂肪酸には、頭をよくするというＤＨＡ（ドコサヘキサエン酸）とか、血栓を作らせないで、心筋梗塞などを予防するＥＰＡ（エイコサペンタエン酸）があるということは有名です。魚を食べることは体にもよいし、脳にもよいといわれました。しかし人類が長く食べてきた肉の脂肪酸も悪いばかりということはなかったわけです。

そこに含まれる至福物質は不安をなくし、ストレスに耐えるような作用をもつのです。血栓ができなければそれでよいというものではありません。気持ちに至福感をもてるということも大事なことですよね。

ここまで脳に異常現象を起こさせる物質について述べてきました。

これらの現象はＬＳＤ、メスカリンなどのような物質を摂取した場合にのみ引き起こされるのでしょうか。

私は長く坐禅をやってきました。悟ったという方の話を聞くと、見るものすべてが光り輝いて見えたなどと言われます。

辻雙明老師は修行に出向いた円覚寺から帰る途中の電車の中で、見るものすべてが光を放っていたと述べています。その後、家に帰ると、喜びが沸き起こり、ひとりでに手足が動き、踊りまわったと書いています。このような状態を「手の打ち、足の踏むところを知らず」などと表現されます。

私もある程度の異常体験をしました。

ある時、老師の話を聞いていたら、急に嬉しくなったのです。そして、お腹の底からなにかあぶくのようなものが上がってきて、口までくると、唇をゆすって「ふ、ふ、ふ」と笑ってしまったのです。老師は「何かありましたかな」と聞かれましたが、私は「別になにも」と答えました…。

このようなことは二、三回ありました。しかし人生を送るうえで、この経験から大きな影響を受けたとは思いません。また私の性格、ものの考え方が変わったとも思えないのです。

禅では、このような状態を「魔境」と呼んで、これにとらわれてはいけないとしています。私もその通りだと思います。

しかし、ある種の精神状態では、脳内の物質は脳の快感領域などを刺激して、喜び、多幸感をもたらすのは事実だと思っています。

これを薬物、食べ物の影響と比べますと、ＬＳＤのようなものを摂取して、喜びが湧いてきても、それは夢のようなもので、何の意味もないと理解すべきだと思っています。

第12話　記憶の中の私

人々は年とともに記憶が衰え、いわゆる認知症になるのを恐れます。そのために脳トレなどと称して、記憶の訓練をしている人も多くいます。

一方、若い人でも記憶力の向上は、受験という人生の出発点を支配する重要な課題となっています。何とか歴史の年号を覚え、数学の公式と解き方を覚えようと机に向かいます。ところが、これほど大事な事柄なのに、記憶は私たちの心を苦しめます。

江戸時代、赤穂の大石内蔵助の禅の師匠であったとされる盤珪禅師は「記憶こそ苦の元なり」と言われました。また、白隠禅師の法の上の祖父にあたる至道無難禅師は「もの思わざるは仏の稽古なり」と申され、思い出さないような訓練こそが仏になる修行だと述べておられます。

私たちはどうしてもいろいろなことを思い出してしまいます。一度、思い出すと、話が過去のいろいろなところに飛び火します。あの人が、この人が、という具合です。このように飛び火することを「念を継ぐ」と言います。ですから禅では、念を継がないということが重要だとします。「念起こる、これ病いなり。継がざる、これ薬なり」という言葉もあります。

つまり、思い出してはいけないのですが、思い出してしまう。これは心の病気なのだ。しかし、継がない、発展させないということができれば、この病を治すことができるのではないか。治す薬が継がない、ということだというわけですね。

念が起こるというのは心の病である。こうした考えは非常に面白いとは思いませんか。つまり、思い出すということが心の病気だということ。心が病んでいるから嫌なことを思い出す、早く治療しなくてはいけない、というわけです。

思い出さないとか、記憶こそ苦しみの元というのは、思い出すことが心の病気だからであって、苦しむのは当然だというのです。病気は心の働きだからこそ、心が苦しむ。思い出さないことが心の病気を治すことなのですが、いちど思い出してしまったら、すぐに継がないようにしなさい、というのが禅の教えなのです。

私も念が起こったら、とにかく継がないようにしようと努力してきました。しかし、ひとたび生じた念を継がないようにするのは非常に困難です。いつもその辺を思い出がうろついているような感じがして、すぐに「なんだっけ」という具合に念を継いで、考え始めてしまいます。

ここでは、まず記憶の仕組みについて述べますが、その記憶がなぜ私たちを苦しめるのか、記憶の中にいる自分は誰なのか、ということについても考えたいと思います。

アメリカのコネティカット州のハートフォードにH・Mと呼ばれる男性がいました（現在では本名が明かされ、ヘンリー・モレゾンと公表されている）。彼はテンカンで、その手術に関して、ハートフォード病院の脳外科医のウィリアム・スコビル博士に相談に来たのです。それは一九五四年のこと、彼は二七歳でした。

H・Mはテンカンの小発作を日に平均一〇回も起こしていました。小発作の時には周囲のことが分からなくなり、独りで目を閉じ、腕と足を組んだ状態でいました。大体三〇秒くらいでおさまりますが、さらに一週間に一度くらい大発作を起こし、意識を失い、けいれんが全身を襲って、怪我をするほどだったのです。

当時、テンカンの発作を抑えるよい方法はありません。そこで、脳の一部の組織を取り除いて脳の興奮が始まらないようにするという外科手術が行われていました。

H・Mの脳にはどんな障害があったのでしょうか。じつは、脳波を見ても、あまり大きな異常は見出されなかったのです。左右の側頭葉に脳波の異常が見られたくらいです。また、発作の原因もはっきりしません。考えられることといえば、七歳のころ自転車にぶつかって五分くらい気を失っていたことでした。

彼は高校を卒業し、比較的楽な仕事についていましたが、発作はひどくなるばかりで、ついにスコビル博士の診察を受けたのです。そして、最終的な治療法として脳の外科手術を受けることにしたのです。

手術は図12－1に示すように、海馬というところを左右とも取り除くものでした。

［12−1］スコビル博士の手術
（海馬摘出）

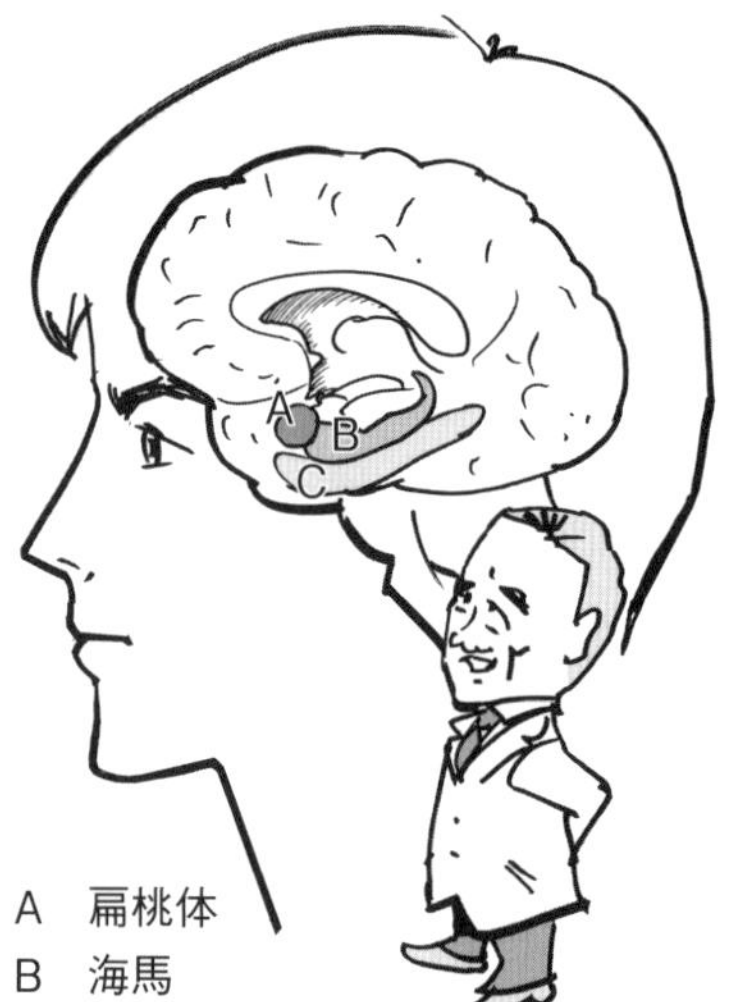

しかし、海馬がどのような働きをしているのか、当時は分かっていなかったのです。H・Mの場合、海馬と海馬傍回、扁桃体も取り除いたのです。
こうして手術は成功しただけでなく、彼は手術中に意識があり、ずっとしゃべっていました。術後、話もでき、本も読め、計算もできました。もちろん時計を見て何時何分かも言えます。
しかし、すぐに彼には根本的な異常があることが判明したのです。
新しいことが覚えられない…。

H・Mは朝、医師に会って話をし、名前も聞くのですが、この医師がしばらくして戻ってくると、彼は医師に会ったことも、医師の名前も、すべて忘れています。最近のこと、すなわち、ジョン・F・ケネディが死んだことも、その後、ニクソンが大統領に就任したことも彼は覚えていません。しかし、手術前のことはよく覚えています。大統領がルーズベルトからトルーマンになったこと、その前の第二次世界大戦のことも。

それなのに、彼は自分が何歳なのか、今が西暦何年なのか、また朝ごはんに何を食べたのか、覚えていません。朝、すでに読んだ新聞を見せると、初めてそれを目にするように読みはじめたのです。

彼はものが覚えられなくなってから何年になるのか、分かりません。カナダのサイエンスライターのジェイ・イングラムが「記憶がなくなって一年以上たつと思いますか」と聞くと、「そんな気がします。一年以上かな、ひょっとしたら手術か何かを受けたかな」などと答えています。

非常に興味深いのは主治医のことです。担当医は誰ですかという問いには答えられないのですが、「スコビル博士という名前に聞き覚えがありますか」と向けると、「ええ、知っています」と答えます。「会ったことがありますか?」と問うと、「たぶん診察室で会ったのかなあ」と。これはスコビル博士と手術前に会っていたからです。

このようにして、Ｈ・Ｍの研究をさらに続けているうちに、記憶には名前や事件の記憶だけでなく、自転車に乗れるとか、水泳ができるとか、さらにはピアノが弾けるといった記憶もあることが分かりました。また、Ｈ・Ｍに何かの技術修得の訓練をほどこすと、本人はそのような訓練を受けたことなどなかったと言い張ります。ところが、毎日、技術が向上している。つまり、技術の記憶は海馬によらない、ということができます。（最近では運動に関係する小脳が関与しているとされていますが。）

そこで記憶には、言葉やエピソードの記憶（ある日起こったことが言える）と、熟練とか、慣れなどのいわば条件反射的な記憶の、二通りがあることが分かりました。専門用語では、前者は「顕在記憶」（陳述的記憶・言葉で述べられる記憶）、後者は「潜在記憶」（非陳述的記憶）といいます。

次に、記憶が思いだされたり、蓄えられたりするには三つの過程があることが分かりました。まず、記憶すべき事象が脳に入ってきて、しばらく脳にとどまっている記憶で、これを「短期記憶」といいます。この短期記憶は前頭葉に入るとされます。ここでいろいろな記憶の処理がなされるのですが、これを総合して「作業記憶」といっています。短期記憶は作業記憶の一つです。

短期記憶は電話番号などを一時的に覚えるのに使われる記憶です。

では、どのくらいの数なら短期記憶が処理できるか、つまり一時的に保持できるかということについて、一九五〇年代に心理学者のジョージ・ミラーは、7プラスマイナス3だと言っています。すると、10桁の電話番号を短期記憶で一時的に覚えているのは、かなり難しいかもしれません。

電話番号を覚えておくには通常、その番号を繰り返し口ずさむとよいのです。もし記憶する番号を反復して繰り返すことが阻止されると、もう覚えられません。つまり番号を覚えようとする時にちょっとでも気をそらすと、とたんに覚えようとしていたものが思いだせない。短期記憶が維持できる時間というのは、ほんの数秒間のようです。

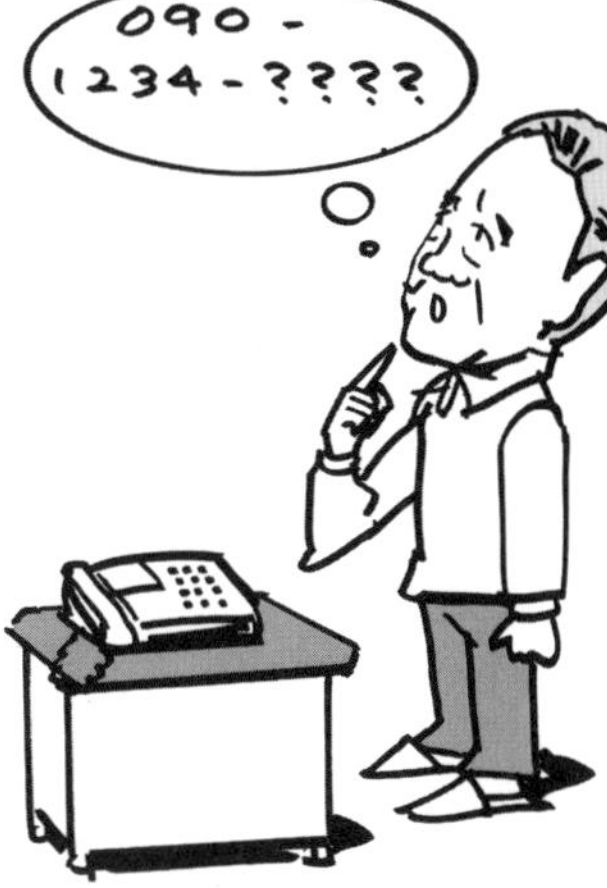

その記憶を担う場所は、前頭葉の一部にある中枢実行系という部分で、注意をあることに向けておくという機能を持っています。

次に、この情報は「海馬」に送られます。海馬とそのそばにある「海馬傍回」は位置・配置などの理解にも関与します。第1話の植物人間の意識のところでも説明しました（二四頁参照）。

さて、陳述的記憶に関する海馬の作用は、次のようになっています。

海馬の細胞は、繰り返される刺激が来ると、細胞が長く興奮し続ける性質をもっています。これを「長期増強」と言います。そして、次に同じ刺激が来ると非常に反応しやすくなっているのです。つまり、私たちが口ずさむ代わりに、海馬の細胞が口ずさんで、忘れないようにしているのです。そして、その間にこの情報が大脳皮質に送られ、今度は「長期記憶」として蓄えられるのです【図12－2】。

では、この記憶は脳のどこに蓄えられるのでしょうか。

それは視覚なら後頭葉の視覚野か、その近く、触覚なら頭頂葉の体性感覚野か、その近くに蓄えられるようです。

私たちが人の顔を見たときの記憶がどのように処理されるか、まとめてみましょう【図12－3】。①目から入った像は視神経を伝わって後頭葉の視覚野に送られる→②この像は一時的に前頭葉に移され、短期記憶になる→③それが海馬に入り長期増強を経て、大脳皮質に送られる→④視覚野に戻され、長期記憶として蓄積される（顔の場合は、右脳の側頭葉へ）。

こうして記憶が脳に蓄えられます。

では、その記憶はどのようにして取り出されるのでしょうか。思い出すという行為を「想起」と言いますが、記憶の想起は前頭葉の「作業記憶」によるとされます。

前頭葉には場所（つまり空間）の作業記憶と言語の作業記憶があります。

［12－2］短期記憶と長期記憶

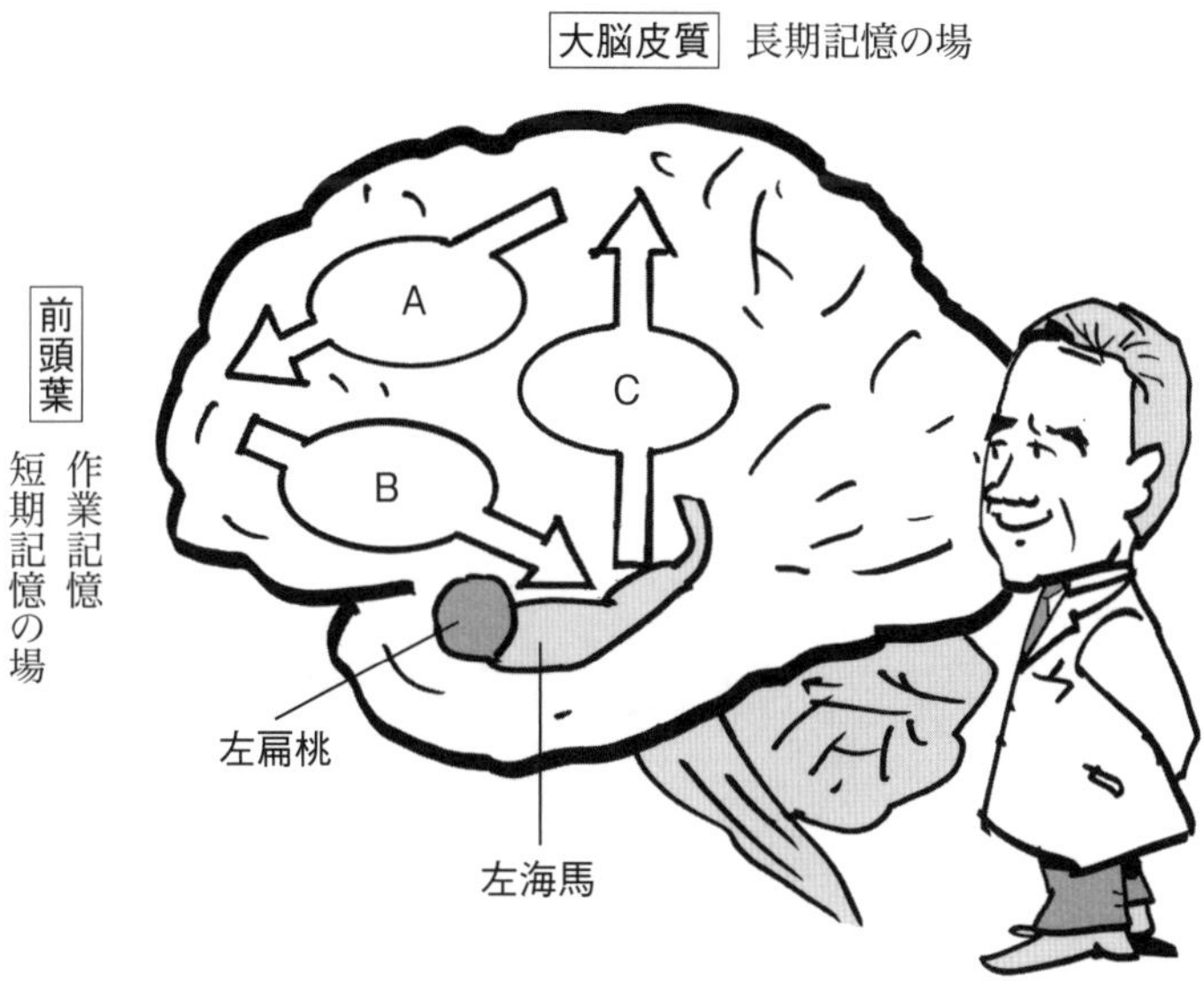

A　記憶の想起
↓
B　海馬への移転
↓
C　長期化

[12－3] 視覚の記憶

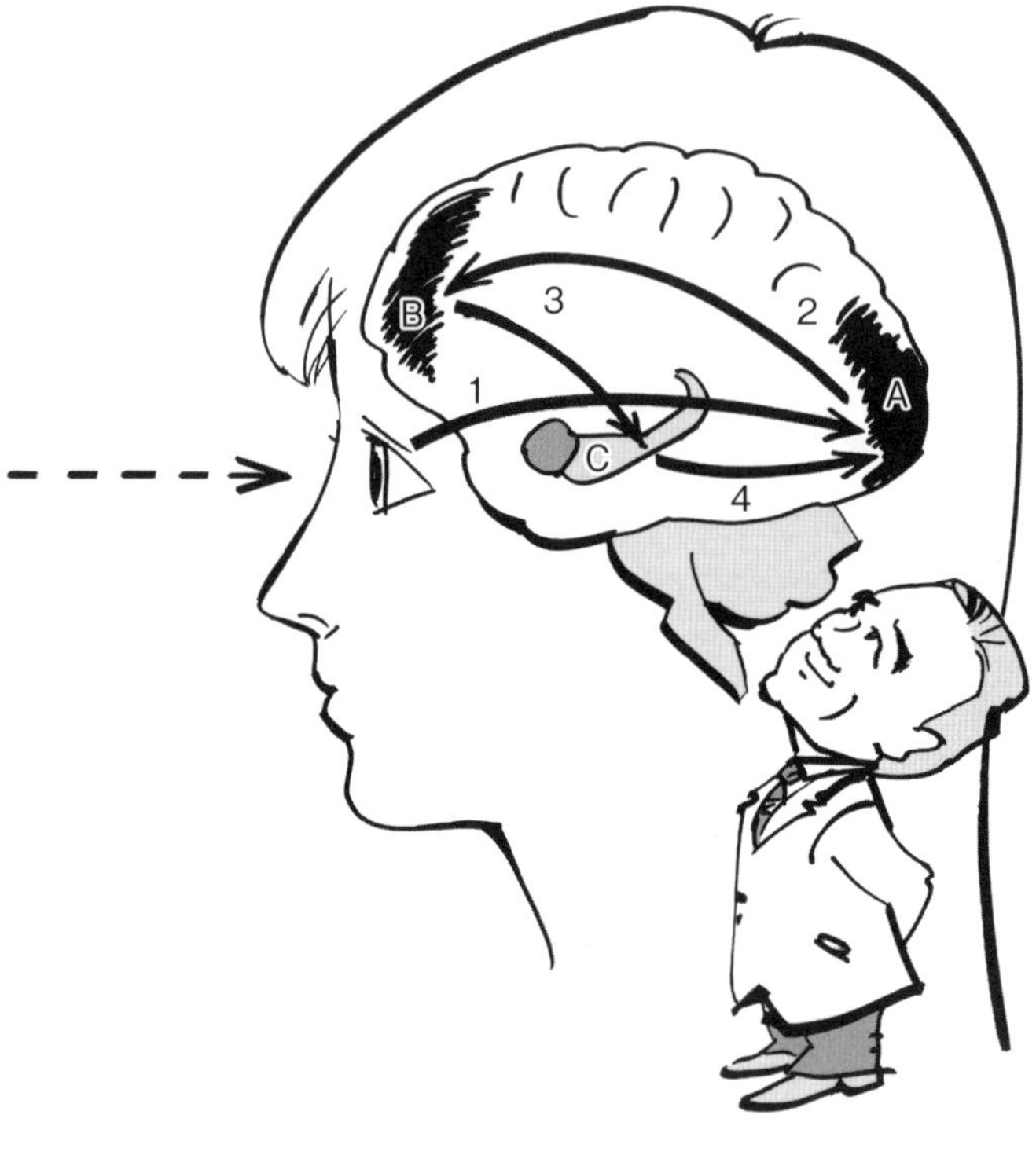

A　視覚野
B　前頭葉（作業記憶・短期記憶の場）
C　海馬

1. 見たものは視神経を通って、後頭葉の視覚野へ
2. 前頭葉の作業記憶で短期記憶になる
3. 海馬に送られ、長期記憶に変えられる
4. 視覚野に戻され、長期記憶として蓄積される

たとえば、ヴァイオリンを弾く場合、私たちは無意識ですが、楽譜（音符）を一瞬一瞬思い出して弾いているのです。ですから、このような場合には作業記憶は、記憶の黒板といわれます。つまり、蓄えられている脳の部位から情報が前頭葉の作業記憶に集中的に送られ、そこで取り出されるのです【図12－4】。

私たちは、ある種の匂いを嗅ぐと、その匂いに関連した出来事の記憶を思い出します。香水の匂いに昔付き合った女性を思い出す人も少なくないでしょう。

唐の時代、玄宗皇帝は楊貴妃を処刑しました。楊貴妃は玄宗皇帝からもらった麝香《じゃこう》の袋をもっていました。ところが死後、遺体は道端に埋められてしまう。玄宗は楊貴妃の遺体を移そうとしましたが、許されず、麝香の袋のみを持ち帰りました。晩年、幽閉の身になった玄宗は、麝香の袋を顔にあてて、楊貴妃との日々を偲んだということです。

これらのエピソードは、匂いの刺激が長期記憶を呼び覚ますということを示しています。これは匂いだけでなく、音楽などもそうでしょう。懐かしい学生時代に親しんだ曲を聞いて、昔を想い出す人は少なくないと思います。

さて、記憶でもっとも不思議なのは、過去を思い出して苦しむことが多いということです。「あの時、なぜ、あんなことをしてしまったのか」などと思い出し、心を痛める人は少なくないでしょう。

［12－4］作業記憶への情報

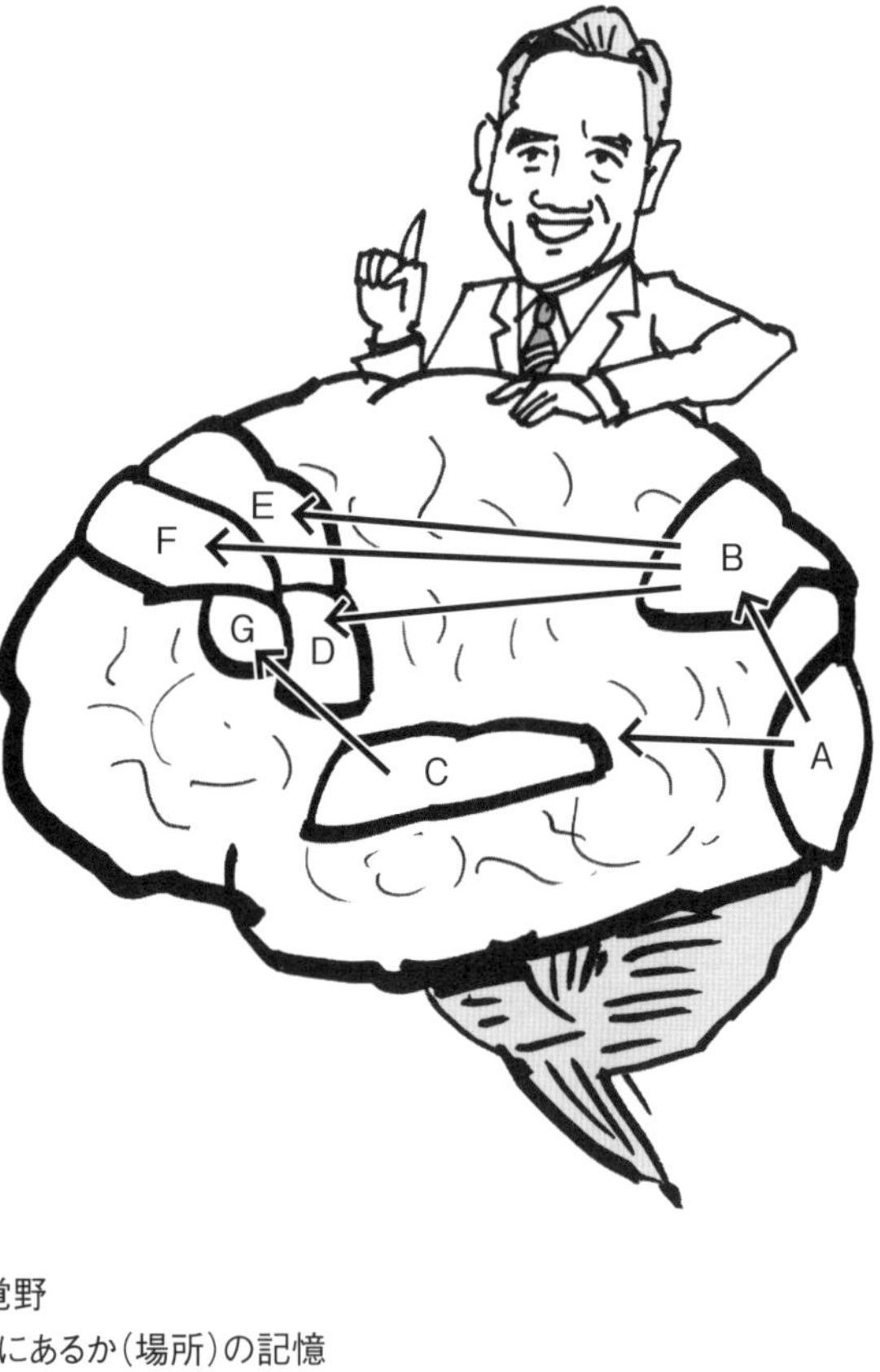

A　視覚野
B　どこにあるか（場所）の記憶
C　何を見たか（物体）の記憶
D　物体の作業記憶・分析能力
E　空間の作業記憶
F　空間の作業記憶と自発的な行動
G　空間・言語・物体の作業記憶と分析能力

「過去を追うな、未来を願うな。過去はすでに捨てられた。未来はまだやって来ない。ただ今日なすべきことを熱心になせ」（マッジマ・ニカーヤ）。

マタイ伝六章を読みますと「一日の苦労は、その日一日だけで十分である」とあります。つまり聖書は、人は日々負うべき重荷があり、心身共に疲れを覚えるものであると説いているのです。また、「明日のことは思いわずらうな、明日のことは、明日自身が思いわずらう」とあるように、明日のことは明日、今日のことは今日のうちに済ませておきなさいと言っています。確かに現実には、一日で片づけられない仕事があり、問題もあるでしょう。それでも、毎日区切りをつけなさい、と。じつにキリストが言われるほど昔から、過去にとらわれ、苦しむ人が多かったということなのですね。

私も例外ではありません。過去は過ぎてしまった、いまさら考えても仕方がないと頭では理解していても、「あの時、ああすればよかった」「なぜあの時、あんなことをしてしまったのか」と考えては苦しみます。

調子のよい時、人は誰しも過去のことなど考えている余裕はないのです。少しうまくゆかないことがあると、原因を探し、悔いるようになる。それがさらに自分や周囲の人を苦しめます。

人間は自分の過去を嘆いて、呟きます。フロイトは「つぶやく者の恋は成就しない」と言っています。呟く、つまり愚痴をいう人は心のありようがよくないのですから、良いことはけっして起こらないのです。

ところで、過去を思い出す時、その行為をした人は「私」でしょうか。別の人格がそうしたのではないでしょう。多重人格の場合、ある人格は、すべての人格がやったことを知っています。別の人格は、他の人格がやったことを知りません。

私は最近、何かを想い出す時、自分とは別の人格が現れ、それが今の自分を苦しめているのではないかと思うようになっています。つまり、過去に何かを行った「私」は今の「私」ではない。だから、責任を問われると苦しいのです。

記憶の中の自分は、はたしてどの自分なのでしょうか。

第13話　心の病は薬で治るか

インドのヒンドゥー教の信者は、古くから不眠症や狂気の治療にインド蛇木の根を用いていました。

多くの修行者は時に至福感を得たり、時に異常感覚をもったりします。このような時に精神の異常が続き、いわゆる発狂したとみなされるような状態の人たちもいました。これを抑えるためにインド蛇木が有効だったのです。

一九三〇年代、インドの内科医が、インド蛇木の根が高血圧の治療に使えることを発見しました。つまり、鎮静とともに血圧を下げる成分が含まれることが分かったのです。

スイスの製薬会社のチバ社の研究者たちは、この有効成分として「レゼルピン」という物質を抽出しました。レゼルピンが高血圧の薬になると考えたのです。

一方、アメリカの精神医学者のナタン・クラインは、これが心を病む人に活用できるという古代からの言い伝えを確かめるため、この薬を統合失調症の患者に投与しました。一九五四年、レゼルピンを投与された患者が落ち着きを取り戻し、猜疑心が晴れ、治療に協力的になったと報告されています。

精神病の治療薬の次の発見は「クロールプロマジン」の開発です。クロールプロマジンは、それまで全く治療法のなかった統合失調症に効果を発揮しました。しかし、統合失調症は人口の一パーセントを襲うだけです。それに対して、人口の一〇パーセントから一五パーセントを苦しめるうつ病の薬は、製薬会社にとっても魅力的な分野だったのです。

このクロールプロマジンの発見も偶然によります。フランスの神経科医のアンリ・ラボリは麻酔の際に患者の不安を除く方法を研究していました。

彼は第二次世界大戦に従軍している間に、多くの兵士がショックで亡くなってしまうことに関心を抱き、この事態を何とか解決できる方法はないかと模索していました。ショックとは、患者が恐怖と不安のあまり体内に変調をきたし、血液が重要な臓器に行かなくなることで、臓器が機能しなくなり、そこにさらに血液が行かなくなることをいいます。

ラボリは、これがヒスタミンによると考えていました。「ヒスタミン」はアレルギーの場合などに白血球から遊離され、痒みや呼吸困難、分泌液増加をもたらす物質です。

ラボリは帰還した後も、この研究を進めたいと考えていました。たとえば、患者は手術前に麻酔をほどこされると、興奮したり、恐怖にかられたりします。さらに、麻酔の副作用として心臓の拍動が増したりします。ラボリはこれが遊離されるヒスタミンという物質によると思っていたのです。

そこで彼は、製薬会社のローヌ・プーラン社に頼んで抗ヒスタミン剤の「プロメタジン」を提供してもらい、患者に試してみました。結果は上々だったので、彼はプロメタジン類似物質をすべて送ってくれるよう会社に依頼しました。

当時、会社は抗ヒスタミン剤として4560RDという薬を合成していました。しかし、これは、抗ヒスタミン剤としての効果が弱く、鎮静剤としては強すぎるというので、会社は開発の系列物質には入れていませんでした。

彼は送られてきた4560RDを不安におののく手術前の患者に用いてみました。すると患者の多くは不安が解消し、自律神経の異常を示す血圧の変動や呼吸の変化も少なくなったのです。患者は意識を失うことなく、眠気を覚え、周囲のことに無関心になるようでした。そこで4560RDは「自律神経安定剤」と呼ばれました。

それまでの精神安定剤は、昏睡の一歩手前の状態をもたらすものであり、意識が薄れるという弊害がありました。興味深いことに、4560RDを投与した場合、意識ははっきりしているのですが、患者には不安や恐れがなく、無関心に見えるという点でそれまでの鎮静剤とは根本的に異なっていたのです。

さて、一九五二年、ラボリはすでに「クロールプロマジン」と名付けられていた4560RDをフランスの片田舎にいた躁病の患者に使ってみることにしました。

この患者にはそれまで電気ショック療法が繰り返されていたのですが、効果はあまりなく、すでに三回も入退院を繰り返していました。クロールプロマジンを投与された患者は、すぐに落ち着きを取り戻し、普通に生活できるようになったのです。

この話をラボリから聞いた二人の精神科医のジャン・ディレイとピエール・デニケールはクロールプロマジンを統合失調症の患者に試します。すると患者は鎮静し、幻覚も誇大妄想もなくなったのです。これがまさに統合失調症の最初の薬剤による治療でした。

さらに、これが本当に統合失調症に効いているかどうか、という問題になりました。

まず、鎮静剤のバルビツール剤は、大量投与すると眠くなりますが、クロールプロマジンは患者を眠くすることなく、意識を失わせることもありません。また統合失調症の患者は興奮と同時に、幻想・幻覚を示し、思考過程が支離滅裂になります。バルビツール剤は、鎮静作用は示すものの、思考過程の正常化には効果がなかったのです。その点で明らかにクロールプロマジンは、統合失調症に特異的な効果をもっているのです。

しかし、彼らは統合失調症の患者にクロールプロマジンを大量に投与すると手足の震えなどを示すパーキンソン病の症状が出てくることには気づきませんでした。パーキンソン病の手足の震え、運動障害、顔面の無表情、筋硬直などの症状の出現の程度は、クロールプロマジンの治療効果と比例していたわけです。

その頃、脳内の「モノアミン」を測定することができるようになりました。そこで統合失調症の患者でこれを調べると、脳内では線条体と呼ばれる大脳基底核にドーパミンが非常に多いこと、さらにパーキンソン病ではこれが少なくなることが分かったのです。つまりパーキンソン病では線条体のドーパミンの量が減っていたのです【図13－1】。

そこで統合失調症の原因はドーパミンの過剰分泌であり、ドーパミンの受容体の異常であるという説が出されたのです。

次にスイスのサンド社は、「クロザピン」という薬を合成しました。これはドーパミンの受容体のうちのＤ４という受容体のみを阻害する薬です。クロザピンは魔法の薬のようでした。クロールプロマジンは妄想などの陽性の症状には効果があるのですが、自閉・無表情・感情の荒廃のような陰性の症状には効果がありません。しかし、クロザピンは陰性の症状にも効果があることがわかったのです。このためにクロザピンは統合失調症の特効薬のようになりました。

一九五二年にクロールプロマジンが開発されると、スイスの若い精神科医のローランド・ク

［13－1］ドーパミン神経系の経路

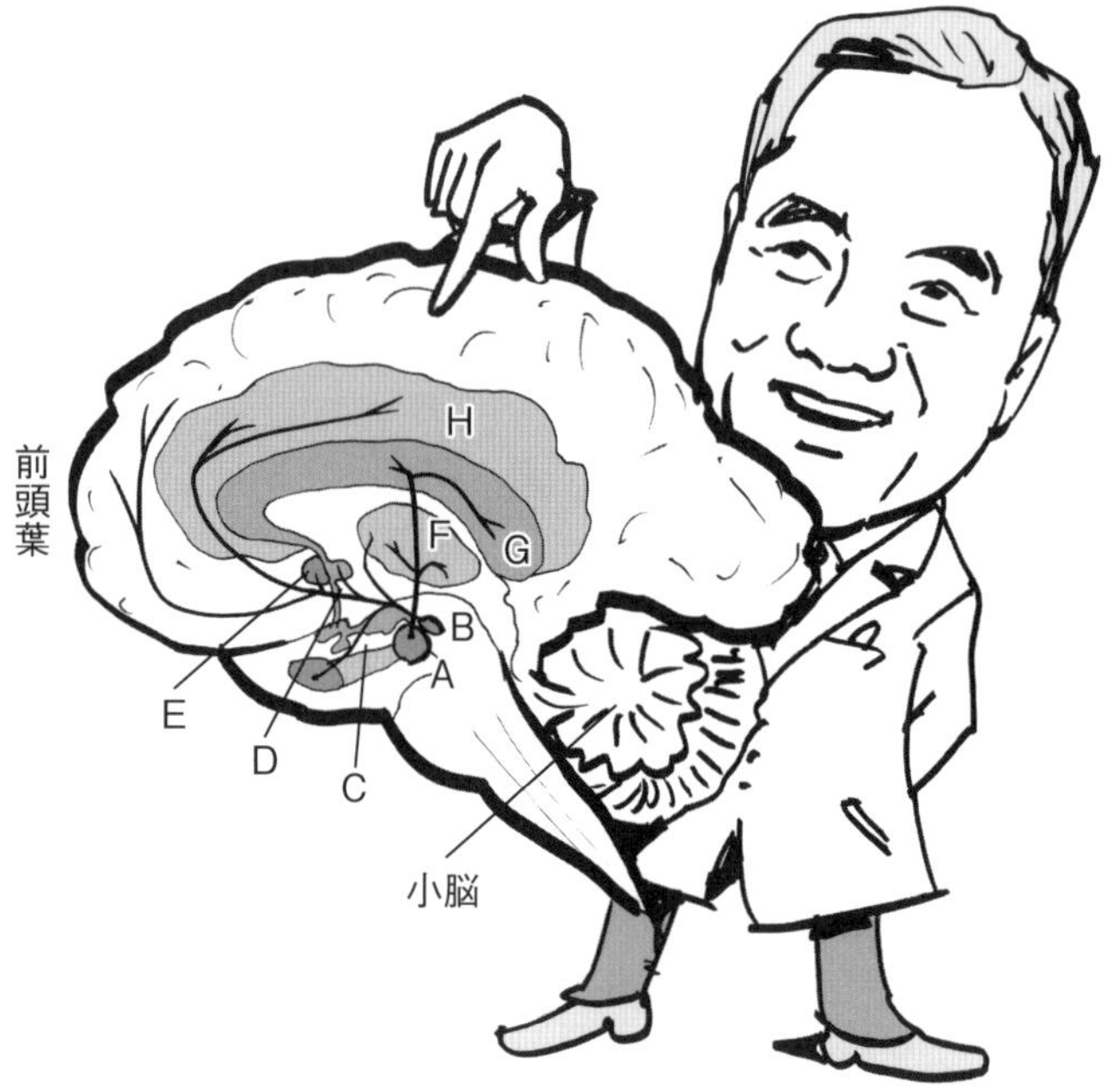

A　黒質
B　腹側被蓋
　　　中脳

C　視床下部
D　側坐核
E　中隔核
F　被殻
G　尾状核
　　　線条体

H　帯状回

ーンは、これが躁うつ病、今でいう「双極性障害」に効果があるかどうか調べようとしました。クーンはチバ社に薬の提供を求めたのですが、会社は供給量が不足しているとして断ったのです。そこでクーンは昔睡眠薬として開発しようとしていた薬を再度提供してもらえないか、依頼します。これが会社が開発したG22150と名付けられた薬です。

この薬をうつ病の患者に投与すると効果は絶大でした。

彼は患者の意見として次のように述べています。

「それまでは頭の中を同じことばかりが終始占領して、苦しい思いを続けてきた。現実にはなかったことに罪の意識を感じ、悩まされてきたのに、いま、頭をいっぱいにしているのは、将来の計画である。罪責妄想、貧困妄想が目に見えて減ったし、またいまはそのようなことを考えなくなった…」

この薬はモノアミンの再取り込みを阻害する薬です。これは「三環系の抗うつ薬」と呼ばれました。「セロトニン」などのモノアミンは、刺激により神経末端から放出されますが、うつ病の人はこのセロトニンが少ないとされます。そのために、シナプスに出されたモノアミンができるだけ長くシナプス間隙（神経と神経の間）に存在して、次の神経の受容体を刺激するようにさせるものです。

もう一つのうつ病の薬として発見されたのが「イプロニアジド」です。これは当時、結核の薬として売り出されていました。ナタン・クラインは製薬会社と共同でこの薬をうつ病の患者に用い、彼の診療所の「うつ病の患者の症状が完全に払拭された」と述べています。さらに「この薬は精神医学史上、このように明確な効果を示した最初の薬物による治療であった」とも指摘しています。

この薬はセロトニン、ドーパミン、ノルアドレナリンというようなモノアミンといわれる物質の分解を阻害する作用をもっていました。しかし、同時にチーズ、ワインなどに含まれる血圧を高める物質、チラミンの分解も阻害するので、多くの患者は、高血圧・脳出血などの副作用に悩んでいたのです。

このようにセロトニン、ドーパミン、ノルアドレナリンの量が増えるとうつ病が治るらしいことが分かりました。同時に統合失調症には有効なレゼルピンを投与された人がうつ病の症状を示し、自殺した人がいることも判明しました。これらの人の脳を調べると脳内のシナプスと呼ばれる神経末端のモノアミンの量が減っていたのです。

次の問題は、モノアミンのうちで何が足りないと、うつ病になるかということです。最初はノルアドレナリンが重要だという考えでしたが、セロトニンも大切だということが分かりました。その理由は脳の活性化に及ぼすこの二つの物質の効果です。動物の脳にノルアドレナリンを入れると神経系全体が刺激され、行動が高揚します。ところが、セロトニンを脳に注入すると、眠りが誘発されるのです。さらに研究者は、ノルアドレナリンが減ると、うつ状態がひどくなることも発見しました。

また、脳内のモノアミンの量を減らし、うつ状態にするレゼルピンは血圧を下げますが、このような患者にセロトニンを増やす薬を与えると、うつ病が早く改善するということが分かってきました。

そのような中で、米国のイーライ・リリー社が「プロザック」という薬を開発しました。これはセロトニンのみが長くシナプス間隙に存在するようにさせる、つまり再取り込みを抑えるので、「選択的セロトニン再取り込み阻害剤」(SSRI)と呼ばれました。これまで世界中で三〇〇〇万人が使用したという大ヒットの商品になったのです。なお現在、日本ではパキシル、ルボックスなどの商品名で売られています。

ここでセロトニン神経系の分布を図示します【図13-2】。

さらにこの薬は、人の性格まで変えると宣伝されました。精神科医のピーター・クレーマーはその著書『驚異の脳内薬品』(同朋舎)の中でプロザックで性格が変わり、人生が好転したという例を多くあげています。

一九九四年二月七日号の『ニューズウイーク』誌の表紙には「内気、忘れっぽさ、心配性、怖がり、執着にさようなら！　一粒飲めば、科学の力であなたの性格が変わります」として、

[13－2] セロトニン神経系の経路

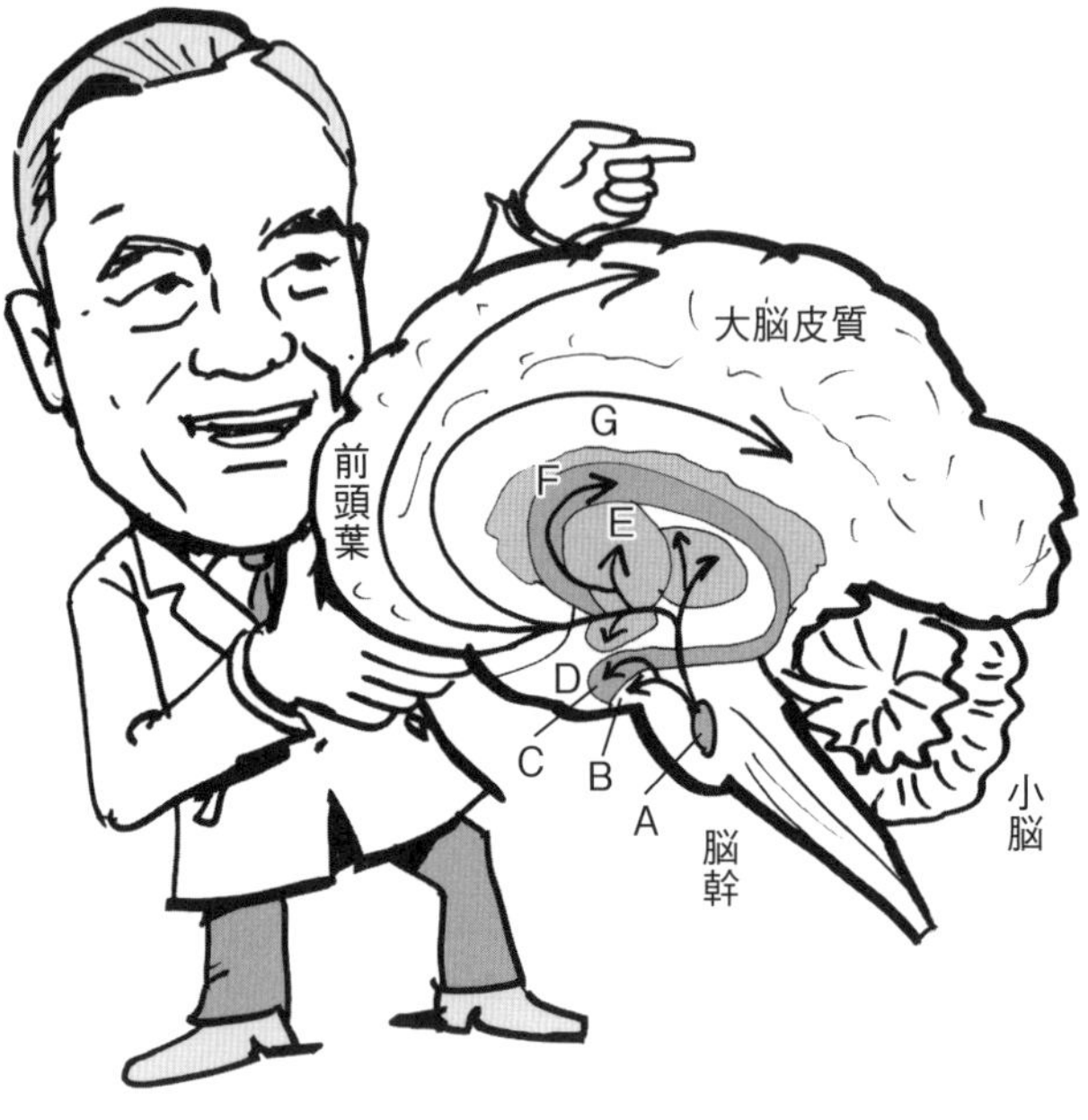

A　縫線核

B　海馬

C　扁桃

D　視床下部

E　被殻 ┐
F　尾状核 ┘─ 線条体

G　帯状回

プロザックのもつ人格を高める力が強調されています。

さらにセロトニンは脳内で利用された後に分解され、5HIAAという物質になります。セロトニンは脳内から外に出ていきません。うつ病の患者にセロトニンが少ないという説は、当然、分解産物が少ないという結論を生みます。それでこの分解産物の量を調べてみようということになりました。その結果、うつ病の人の尿中、脳脊髄液中の分解産物の量は少なく、自殺者の場合には、さらにこれが少ないと発表されたのです。

ところが、その後の研究で分解産物の量が低いのはうつ病患者の四分の一で、四分の一の人はむしろ分解産物の尿中、脳脊髄液中の濃度が高いこと、そして半分の患者は正常値だったことが判明しました。さらに、うつ病の結果自殺した人の脳内のセロトニン、その分解産物の量も正常であることが多かったのです。

じつは現在、うつ病の人の脳ではセロトニンの量があまり変化していないことが多いというのが結論になっています。また新しい抗うつ剤の中にはセロトニンの再取り込みにはまったく作用しないものもあるのです。

このことは、他の向精神薬の効果の場合にもいえるのですが、たしかに薬が効くことはあっても、それだからその薬が働くとされる神経系に異常があるとはいえないということなのです。

ここで、心に効く薬について二つのことを述べておきたいと思います。

一つは心の病は本人にしかわからないということです。もちろん、患者の家族とか周囲にいる人は行動の異常に気づくでしょう。しかし、どのような異常かは本人だけが知っているだけで、外部の人が知る方法はありません。

最近、PET（陽電子放出断層撮影画像）で、強迫神経症の人の脳の前頭葉、大脳基底核というところに高い活性があることが指摘されています。彼らに心理療法を施すと、この活性が次第に低下してきます。このような人に強迫観念を起こすようなもの、たとえば、汚れた手袋などを渡すと、脳に異常な活性が出るのです。

では、これらの脳の部位の異常が強迫神経症の原因かというと、今のところ脳の構造的な変化は見られないのです。このような変化は長い間の障害、あるいは治療に用いた薬の影響かも知れません。

治療法については、さらに問題があります。カナダの心理学者で、うつ病の治療に関する著作も出しているノーマン・エンドラーは、ある時、重度のうつ病になってしまいました。彼はイプロニアジドのような薬、三環系の抗うつ剤、プロザックなどあらゆる薬を使いましたが、治りません。彼がやっとよくなったと告白したのは、電気ショック療法の結果だったのです。

じつはなぜ電気ショック療法が有効であるのか、分かっていないのです。電気ショックで脳内のモノアミンの活性が高まると言われたりもしていますが、証拠はありません。さらに重要なことは、正常な人の脳の反応と病気に苦しむ人の脳の反応は異なるという点です。心的外傷後ストレス障害（PTSD）の患者にはヨヒンビンという薬は有効で、パニックを抑えますが、正常な人にヨヒンビンを与えても何の作用もないのです。

つまり、私たちの心を決めているのはさまざまな要因があり、その異常はこれだというように決定されてはいないのです。

では、遺伝はどうでしょうか。実際、うつ病の家系のようなものもあります。しかし、そのうち、どの程度が遺伝なのか分かっていません。その理由は、現在まで見つかったとされるうつ病の遺伝子は、その後すべて否定されていて、まだ分かっていないからです。ある学者は、貧乏だって代々受け継がれている場合が多い、と皮肉っています。

とくに重要なことは、血液とか脳脊髄液を調べても、統合失調症の人はこの異常があるということが分からないということです。これはうつ病でも同じです。

ですから、医師は本当は患者がどのような苦しみをもっているのか理解できないというのが本当のところなのです。

もう一つは、病気は変化するということです。

抗生物質などは耐性ができてくると効かなくなることはご存じだと思います。しかし、脳に効くとされる薬が効かなくなるのはどうしてなのでしょう。

うつ病の薬は最近効かなくなってきているのです。そのために心理療法、認知療法など精神的な改善をもたらすであろう治療法が開発されています。しかし、これも次第に効かなくなるのです。

なぜ、薬が効かなくなるのでしょう。

私がいつも言うように、心の病も別の人格が悩んでいるからでしょうか。そして、ある人格の場合には薬が効かなくなり、そのような人格の出現は時代・環境・個人のストレスなどの影響を受けているからでしょうか。

第14話　無意識下の私

ある人は、二〇世紀最大の発明は原子爆弾で、最大の発見はフロイトの「無意識」だと言っています。一方、歴史家のエドワード・ショーターは名著『精神医学の歴史』の中で、二〇世紀最大の間違った思想はマルクス主義とフロイトの精神分析だと述べています。

なぜ、こんなにも意見が違うのでしょうか。

心の病が薬で治るとして、多くの精神病の薬が開発されると、うつ病など、精神分析のような面倒な治療法を用いなくても、薬ですぐに治ると主張されるようになりました。二〇世紀の最後の頃は「フロイトの終焉」とか「精神分析は効果がない」というような論文が発表されます。

ところが、最近うつ病の薬が効かないようになると、心理療法で治療せざるをえなくなったのです。そうなると、再びフロイトを見直す動きが出てきています。

フロイトは一八五六年にモラビアのフライブルクという小さな町で、商人のヤコブ・フロイトとその三番目の妻マリアとの間に生まれました。フロイトの家はとくに裕福でもなく、中流の家庭に属していました。

そのころ、ヨーロッパのいろいろな都市にユダヤ人が多数流入しており、ウィーンのユダヤ人は市の中産階級の中核を形成していたのです。

フロイトは一八八一年にウィーン大学の医学部を卒業し、最初は神経解剖学の研究をしていました。その後、神経科のレジデントをつとめ、さらにフランスの神経科医のジャン＝マルタン・シャルコーのところに留学したのです。

このシャルコーとの出会いこそ、フロイトの人生を決定的にしました。シャルコーは、身体にも脳神経系にも異常が見られないにもかかわらず、奇妙な行動をする病気、つまりヒステリーや神経症の患者をフロイトに見せました。ある患者は体がマヒし、ある患者は、体のどこも悪くはないものの、目が見えません。また、別の患者はけいれんを繰り返した後、妙に儀式ばった行動をとるようになっていました。

シャルコーの関心は、もっぱらヒステリーを分類し、遺伝的要素を解明することでした。ところが、フロイトといえば、別のことに興味をもったのです。シャルコーは当時、催眠に興味があり、フロイトにいろいろな症例を示しています。たとえば、ヒステリーでない人に催眠をかけると、その人がヒステリーの症状を示すこと、また催眠下では人は何をしたか覚えていないことなどでした。これらの症例はフロイトに強い影響を与えたのです。

こうしてフロイトは、次第に意識下の意識の問題に引きつけられていきます。その中で、彼は夢に着目しました。『夢判断』という本を著し、何を夢みたかでその人の心の奥にひそんでいる無意識を探ろうとしたのです。

さらにフロイトは、心の奥に潜む性の問題にも注目します。

日本では性の問題を語ることはタブーのようになっており、性を何か非常に悪い行為のように扱います。そのために、かえって心がゆがめられ、苦しむようです。過日、ＮＨＫで「高齢者の性」という問題が取り上げられていました。が、性の問題は幼少の時期から始まります。ある人は、子供の時、母親に抱きしめられた感じが性体験の始まりだと言っています。

さて、フロイトが取り上げた話は、ギリシャ悲劇の『オイディプス王』の物語です。これは「エディプス・コンプレックス」の語源としても知られています。

簡単に説明します。

——エディプスの父は「男児を得れば、その子が父を殺すだろう」という神託を得ていた。そこで、生まれた子を山の中に捨てたが、家臣は気の毒に思い、この子を山の中で会った羊飼いに預けた。この子は、羊飼いからコリントスのポリュボス王の手に渡り、王の養子になって、成人する。

ある時、その子は「お前は継子だ」という話を聞き、不安になってアポロンの神託を求めた。神託は「故郷に帰ってはならぬ。お前は父を殺し、母を娶《めと》るだろう」と告げる。そこで、彼は故郷と反対の方向に放浪の旅に出た。

ところが、山中の三叉路で出会った老人と、「道をあけろ」、「あけない」の口論になり、この老人を殺してしまう。じつはこの老人こそ、エディプスの本当の父ライオスだった。

それから、生まれ故郷のテーバイに入ると、住民を悩ましていた怪獣を退治し、その栄誉によりテーバイの国王として迎えられ、夫を失っていた王妃イオカステを妻とした。イオカステは、実は自分の母だった。

ところが、テーバイに大凶作が起こり、そのためにまた神託をうかがうと、「先王を殺し、人倫にももとる行為をした者がいる。その者を探して、国外に追放しなくては神の怒りは決して鎮まらない」と言う。

そして、苦労して見つけた先王殺しの犯人はエディプスその人だった。自分が「父を殺し、母を娶る」という大罪を犯したことを知り、彼は両目をつぶし、盲人となって放浪の旅に出る。一方、王妃のイオカステは自害してしまう…。

フロイトは、この逸話から「エディプス・コンプレックス」という言葉を作りました。だれでも子供の時には「父を憎み、母に愛情を覚える心理がある」という発想です。一方、娘が父親に愛情を感じ、母親に敵愾心をもつ心理を「エレクトラ・コンプレックス」と名付けたのです。また、このような子供時代に母親を愛してはいけないとか、父親を憎む気持ちを抑えていたという意識が自分の心の奥にあり、これが無意識のうちに自分の意識をゆがめ、悩みを作り出していて、これが「ノイローゼ」、つまり「神経症」であるとしたのです。

私は、人間の心理というものは時代・環境・文化の影響を受けており、簡単に分類はできないと思っています。父親を愛し、母親を憎む息子もいれば、父親を嫌い、母親を愛する娘もいます。そして、親子の関係はこうでなくてはならないという教育や常識といったことが人々を苦しめていることも事実でしょう。そのために、悩みは時代とともに変わるのです。

さて、フロイトの理論は心の悩みを抱えている人々の治療を一変させました。

精神医学の歴史の本を読むと、フロイトが出現するまでは、精神病の治療法というものは何もなく、患者は精神病院に入れられ、拘束された状態で一生を送るというのが普通でした。精神科の医師には、精神病院の管理をするような仕事しかなく、まともな医学部の卒業生は精神科医になろうとはしません。

ところが、フロイトが精神分析を広めると、医師は大都市の一等地にオフィスを構え、そこで裕福な患者に精神分析を施すような人生を送ることができるようになったのです。

このことをウィーンで見てみましょう。

第9話で触れたように、フロイトがウィーンに帰った当時、彼の友人のブロイアーはある発見をしていました。ヒステリーの患者を催眠で治療する際に、以前体験したいろいろな苦しみを思い出させることによってヒステリーが治るということです。フロイトはそれを受けて、抑圧された記憶、つまり子供の頃に性に結びつけていた記憶が精神の病に関係しているのではないか、と考えたのです（一二九頁参照）。

こうしてフロイトは、抑圧された記憶を思い出させるため、またはその記憶をさぐるために「夢判断」を行います。さらに「自由連想」といって、自分の心に浮かんだことを何でも話させることで抑圧された記憶を思い出させようとしました。もう一つは「感情移転」といって、医師が患者の親のようになり、患者の子供時代のことを再現させるという方法も用いられたのです。

前にも述べましたが、当時、精神病の患者の取り扱いは、精神病院に入院させ、社会から隔離させるのが唯一の選択でした。治療法もない上に人権などという意識もない頃ですから、患者は不潔な場所に鎖でつながれたり、暴れる者は独房に閉じ込められるという状態がヨーロッパ各地で見られたのです。このありさまは、モーツァルトの生涯を描いた『アマデウス』という映画にも出てきますね。

こうした歴史的な事情もあり、当然、医師はこのような施設で働こうとは思いません。医学部の卒業生で脳の異常に関心を抱く者は、もっぱら神経科に進むことになります。

躁うつ病とか統合失調症の患者は、神経科でも調べられましたが、脳神経にはとくに異常も見られないので、先に述べたように、患者は拘束される形で精神病院に放置・監禁されるしかなかったのです。

そこに現れたのがフロイトです。フロイトは、すべての精神の異常は抑圧された無意識によるとし、まず患者との対話から始めます。医師は白衣を着ることなく、スーツを着て、繁華街の真ん中にオフィスを構え、長く患者の話を聞き、患者の抑圧された記憶が何かを探りだすまで対

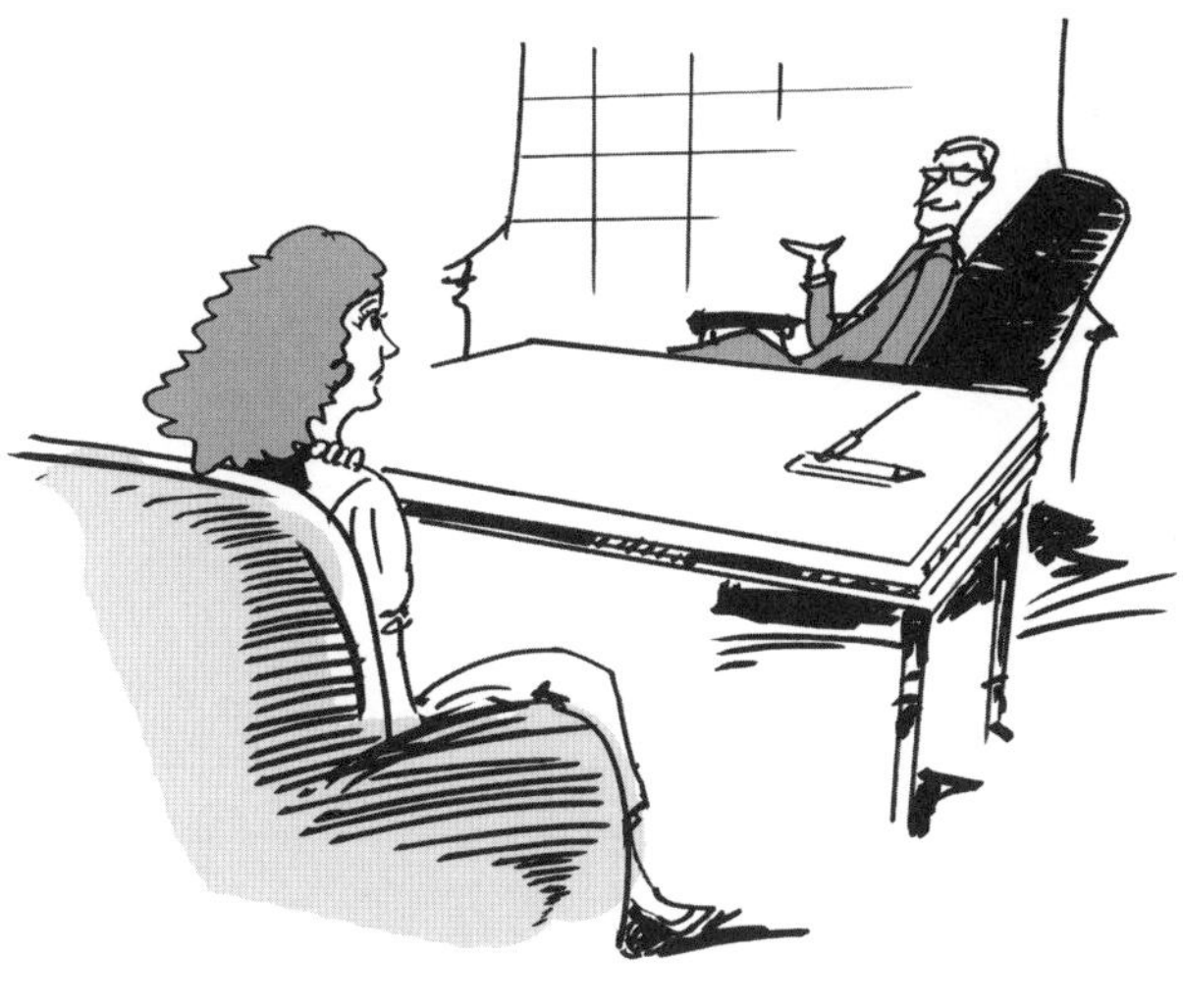

ビジネス・オフィスと見まごう診察室

話をつづけるのです。しかも、精神の分析ですから、時間がかかります。当然、このような治療を受けられるのは、経済的余裕のある階層だけです。

当時、ユダヤ人は裕福になっていたのですが、社会的には偏見があり、現実と理想の葛藤に多くのユダヤ人は悩まされていました。これはとくに女性に顕著にみられたのです。このような状況で心の悩みを抱える者は医師に分析してもらい、その悩みを軽減することが一種の流行のようにもなっていたのです。

こうなると当然、医学部の学生や卒業生がこの新しい分野に興味をもち、クラスのうちでも優秀な人が分析医になろうとします。一九〇〇年当時、精神異常の解明には至っておらず、治療法もなかったので、フロイトの理論を科学的に確かめようもなく、またそれに対抗する理論もありません。

一九〇九年、フロイトと、その信奉者であったカール・ユングがアメリカを訪問しました。もちろん、フロイトの理論に反対する人もいましたが、アメリカの精神医学会はフロイトにより大きな影響を受けることになります。

フロイトの精神分析は医師でなくてもできます。しかし、アメリカでは精神分析が精神医学会と結びつき、まず精神分析学会と精神医学会が合同の会合を開くようになりました。そして、分析をする者は一年の精神科の研修を受けなくてはならないという規則がつくられ、精神科の医師のみが精神分析を行うことができるようになったのです。

一九三〇年代になると、精神分析をアメリカに広めようという気運に乗じて、瞬く間に精神科は分析医によって占められるようになります。実際、一九五〇年代にはアメリカの主要な医学部の精神科の主任教授は精神分析医でした。

精神分析の問題点は、すべての精神の異常は抑圧された記憶によるとされたので、うつ病から統合失調症まで、精神分析で治るとしたのです。しかも、アメリカ医学界の頂点にあるハーバード大学の精神科と、彼らが診療の拠点としていたマサチューセッツ・メディカル・ヘルスセンターが分析のメッカになったのです。

当時のフロイト学派の考えでは、すべての人は幼少期の抑圧された記憶があるのだから、だれしも心の病をもっているというものでした。そして、これは精神分析によってのみ治癒されるとしたのです。

このような観点から一九六〇年代にニューヨークのマンハッタンの住民の心の病の調査が行われます。すると、八〇パーセントの人は精神に何らかの異常があり、そのうち二三パーセントは重症ということになって、心の病をかかえない人は一八・五パーセントしかいないという結果になってしまったのです。

アメリカのシラキュース大学の精神科教授のトーマス・サスは当時を振り返って「当時の考

えでは、人生そのものが受胎という病気に始まり、死という病気に終わる病気の連鎖とされていた。そのどの段階でも精神分析医と医師の手助けが必要とされていたのだ」と述べています。フロイトの理論では、心の悩みと心の病、躁うつ病、うつ病、統合失調症は連続しており、悩みがひどくなったものが「統合失調症」とされたのです。

さて、精神分析の専門家は、薬とか電気ショックのような治療法は心の病をむしろ悪くすると考えていました。つまり薬は病気は治すが、病人は治さないというような理屈です。

ところが、一九五〇年代に新しい治療法が現れてきました。

一九五二年、うつ病の患者に対する電気ショック療法の効果と精神分析療法の効果が比較されることになります。その結果、電気ショックで治った人は六四パーセントにのぼり、精神分析で治った四四パーセントを大きく上回ったのです。さらに、不安を訴える人に対して精神安定剤のベンゾジアゼピン系の薬が流行し、一九七〇年には女性の五人に一人、男性の一三人に一人がこのような薬を服用するようになったのです。

しかし、精神分析の効果を疑わせるもっとも大きな出来事は、統合失調症に関するクロールプロマジンの効果の比較でした。一九六七年に行われたこの比較では、薬は効果を示したのに、精神分析はまったく効果があらわれなかったのです。

さらに最後の決め手になったのは、脳内のセロトニンの量を増やすとされた「プロザック」というう つ病の薬の出現でした。

いわゆるノイローゼといわれた軽度のうつ病、自信のなさ、自己批判の過多、喜びを感ずることができない「快感消失（アンヘドニア）」などの症状を訴える患者に、精神分析は有用な効果を示すことができなかったのに、プロザックは劇的な効果を示したのです。

このようなことからアメリカの精神医学会は精神分析の否定ともとれる決定をしたのです。精神科の主流は精神の異常と脳の異常というい わゆる「精神生物学」に移り、精神分析医が精神科の長となる大学は激減しました。

統合失調症は薬以外によい治療法はないのですが、前にも述べたように、最近うつ病の薬が効かなくなってきています。外国の研究でも、抗うつ剤は中等度のうつ病まではプラシーボの効果と変わらず、重度のうつ病にのみ効果があるという報告が多く提出されています。

そこで、心の在り方を変える、「認知療法」という方法がとられています。これは簡単に言えば、ものの考え方を変えるという治療法です。認知療法は効果があるとはいえ、非常に長い時間を要する面接、さらに本人に考え方を変えるような文章を書かせるなど、まるで精神分析の手法のように時間をとります。

そうした点からすると、フロイトの復活とまでは言いませんが、フロイトを見直す時期は来ているると思います。

私は、悩みは心が悩むのであり、薬は心を覆うマスクに働くだけだという考えです。

では、心はなぜ悩み、苦しむのでしょうか。

私たちは多くの人格をもち、その中に悩み、苦しむ人格があり、それが現れた時に人はうつ病などになると考えています。

第15話　眠っているのは誰？

眠っている時には意識がないと思われています。しかし、眠っている自分が自分でなくなったと思う人はいないでしょう。

私たちはなぜ眠るのでしょうか。いや人間だけではありません。眠りの定義を広く考えると、生きとし生けるものはすべて眠るといっても過言ではないのです。

「草木も眠るうしみつ時」などと言いますが、草木も眠るようです。木の葉の表面には電流が流れています。これが夜と昼で異なり、真夜中は電気活動が弱い、だから眠っているのだと主張する学者もいます。

動物はどうでしょうか。昆虫類、魚類、カエルなどの両生類、ヘビなどの爬虫類では一日のある時間に、じっとして動かなかったり、行動が緩慢になったりする時間があります。たとえば、ゴキブリにいつも光をあてて刺激すると、動かなくなる時間が長くなることが知られています。まるで人間が睡眠不足で長い眠りをとるのに似ています。しかし、魚類や両生類は脳波で見る限り、睡眠の脳波はないといわれます。脳波に変化が現われるのは哺乳類や鳥類です。

鳥は警戒心が強く、睡眠の間に警戒睡眠というような状態が入ります。この警戒状態の時に、鳥は目を開けて、脳波も起きているのと同じような状態になりますが、姿勢は眠っている時と同じです。渡り鳥の中には、片目だけをつぶって眠る鳥がいます。この時に脳波を調べると、目を閉じている方の脳は睡眠の脳波を示し、開いている方の脳は覚醒の脳波を示します。

では、動物はなぜ眠るのでしょうか。

一つの考えは、脳が活動する時に出る老廃物を除くということです。もう一つの可能性は、脳が活動して使ってしまった栄養素を補給するということです。

しかし、数日眠らせない状態にしておいた人が一〇時間くらい眠ると大体睡眠不足は解消し、翌日の睡眠時間は正常になります。もっとも長い間断眠した人は一八日間起きていましたが、その後一〇時間ぐらい眠ると、もう眠気を訴えなかったのです。

かくて睡眠が生き物に必要なことは、眠らせないようにした動物がすべて死んでしまうという研究結果で証明されています。

二〇世紀のはじめ頃、フランスのアンリ・ピロリンは、実験で犬を眠らせないようにしました。そうしたところ、七日から一〇日の間に犬はすべて死んでしまったのです。ところが、これらの犬の脳に特別な異常は見つからない。これは他の動物でも確かめられています。つまり、眠りは私たちの生存のために欠かせないのです。

人間に対する最初の断眠実験は、一八九八年に行われました。三人の男性が九〇時間眠らないようにさせられました。すると集中力がなくなり、いろいろなテストの点数が悪くなり、幻覚などに襲われたのです。しかし、断眠後に一二時間眠ることにより、これらの症状は解消されました。

断眠実験で問題となるのは、被験者が次第に耐えられなくなって眠り込んでしまうことです。そこで、時計を見ていて二分ごとにボタンを押させるという方法で、目を醒まさせておく実験が行われました。この実験の被験者は二三一時間（一〇日弱）起きっぱなしでいました。そして、彼も激しい幻覚に襲われたのです。

一九五五年にラジオの司会者のピーター・トリップという人が生理学者と協力して、長時間不眠の体験をすることになりました。彼はニューヨークのタイムズ・スクエアーに立って、のべつまくなしに話し続けたのです。

彼は二〇〇時間起きていましたが、四日目ころから幻覚や妄想が出はじめ、次第にそれが激しくなったのです。この時の脳波を調べますと、ときどき二〜三秒間続く睡眠波が入りました。これを「マイクロスリープ（微小睡眠）」と名づけますが、この波があることは、人間を完全に断眠させることがいかに難しいかを示しています。しかも、こんなに長く断眠したトリップも、断眠のあと一三時間眠ったあとは完全に回復し、幻覚などはまったくなくなりました。

断眠の世界記録保持者は、ギネスブックに載っている英国のモーリーン・ウエストン夫人です。彼女は一九七七年に四四九時間、つまり一八日と一七時間、眠らずにいました。彼女も幻覚を訴えましたが、その後一〇時間眠ると、完全に回復したのです。

このことは眠りによって、失われたり溜まったりした老廃物質があっても、一〇時間で回復するというようにも見えます。最近では、眠りは自覚的に眠くなくても、脳の一部は眠っていることがあるということが分かり、その時に溜まった物質が分解されたりするのだろうとされています。

一晩眠らない場合、人の能力はどのように変化するのでしょうか。それには不眠が私たちにどのように影響を与えるかを知る必要があります。

眠らせないことによって生じる顕著な症状は、ものぐさです。何かをやろうという意欲の欠如。将棋指しを眠らせないようにした研究もあります。数日眠らせないと、将棋をやろうという気持ちがなくなります。ところが、それを無理してやらせてみると、結構、間違わずに指せるのです。

しかし、眠らせないことによって意欲だけでなく能力も落ちるのが普通です。仕事でもちょっとした間違いが増えます。このことが夜勤の最大の問題点です。夜勤が続いたり、長時間労働で夜まで働き、翌日は休むというような就業条件では失敗の度合いが増えます。このために数日夜勤だけにし、一日休んで、その後の数日は昼間の勤務にするというシフト制が生まれたのです。

では、三日くらい眠らせないと何が起こるのでしょうか。

ここに、あるドイツの兵士を対象とした研究の結果があります。まず眠らせないようにして、当人の疲労度と仕事の意欲（この場合は射撃の回数）を調べます。

すると、第一日目の夜遅くは疲労度も増し、少し射撃の意欲も落ちる。ところが、翌日の昼には疲労度が下がり、意欲も元にもどる。二日目の夜になると、疲労度は急激に増し、意欲も落ちてしまう。しかし、三日目の朝になると、疲労が少し減り、意欲も前夜より増す…。

このように一日の睡眠不足で意欲も能率も落ちるということは非常に大事です。このような人は大体夕方には眠くてたまらなくなり、寝てしまいます。これを無理に起こせば、意欲も能率も下がるのは当たり前なのです。

重要なことは、眠らずにいて朝を迎えると、その前の夜よりも元気になるので、なんだか眠らなくてもよかったような気がすることです。このような人は、実際には能力が落ちているのです。長距離トラックの運転手が睡眠不足でも何とかやれるなどと誤解して、事故を起こすのはこのようなケースでしょう。

ドイツのアウトバーン（高速道路）には速度制限がありません。そこで学者たちは、夜間、普通の道路を時速五〇キロで六〇分、アウトバーンを一二〇キロで六〇分、さらに普通の道路を五〇キロで六〇分走らせました。その際に計器をつけて脳波を測定し、走行中の動作をモニターで見られるようにしておきました。

この実験を昼間に行うと、脳波は覚醒のパターンを示し、目はさかんにまばたきをするのですが、夜間は別のパターンを示します。つまり途中で二〇分ほどまったくまばたきをしなくなる時間があり、この時、脳波は、睡眠のパターンを示すのです。また目はあけていることもあり、閉じていることもあります。つまりドライバーは〝眠りながら〟運転をしていることになります。

このような例は夜間の看護師にも見られ、ノートに患者の記録を書いている際、一時的に手を動かさなかったりすることがあります。最近では、夜間にコンピュータのプログラムをチェックするプログラマーが、同じチェックを一度ならずくり返すことも知られています。

昔の学説からすると、眠っている時には脳はあまり働いていないと考えられていました。

一九五二年のことです。シカゴ大学の大学院生のユージン・アセリンスキーは眠っている息子の脳波を研究していました。この時に脳波計の電極を目の近くにあてがっていたのですが、突然、急速な眼球の動きとともに脳波計の針がはげしく振れたのです。この早い目の動きの際の睡眠はＲＥＭ（レム睡眠）と名づけられました。Rapid Eye Movement の頭文字をとって、ＲＥＭ（レム睡眠）と名づけられました。

この脳波と目の動きは三〇分くらい続き、それも二時間おきくらいに現われたのです。アセリンスキーは息子を起こしてみると、息子は夢を見ていたと言いました。当時は眠っている脳は休息していると考えられていたので、学界は衝撃を受けました。

下のグラフに示すように、睡眠は、まず浅い状態から始まる【図15－1】。これは第二段階の睡眠とされるが、ちょっとした音で目が覚めるような睡眠の深さである。これがさらに深くなると、普通の音では目覚めることはない。これを第三、

［15－1］レム睡眠のプロセス

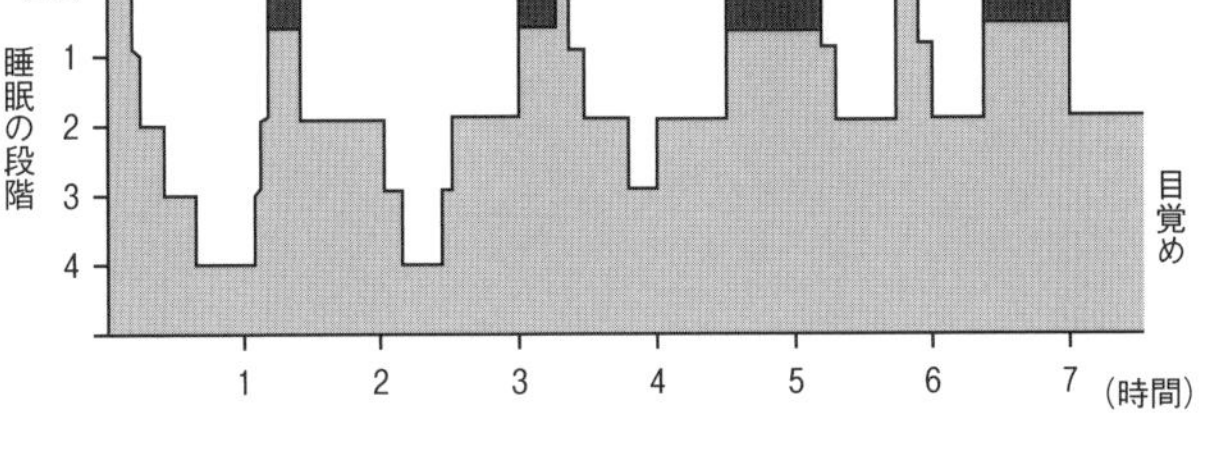

四段階の睡眠という。ここまでで一時間くらいかかる。その後、突然、脳波は目が覚めているように激しくなる。この時、身体はぐったりして動かない。この時こそまさに夢を見ている状態にほかならない。

これが繰り返され、一晩で五回くらい起こって目覚めます。私たちは最後の夢だけを覚えているのです。

眠りは視床下部から起こります。これが脳全体に広がっていく。同時に脳幹（大脳と脊髄をつなぐ部位）にも伝わります。ところが、ある時期になると、脳幹の活動が増し、この刺激が大脳に広がる。とくに、脳の後ろの方の視覚野の活動が高まります。それが夢を見ている時なのです。この時、脳幹から筋肉への刺激は完全に抑制されています。ですから、人も動物も、レム睡眠の段階では身体が動かなくなるのです。

いったいレム睡眠は何をしているのでしょうか。レム睡眠は乳幼児に多く出ます。その後、次第に減りますが、高齢者でもなくなることはありません。

ここで、人を眠らせ、脳波を見ていて、レムに入ったら起こしてみることにしましょう。レムが起こると覚醒させ、レム睡眠の時間を減らしてみます。人はいらいらしますが、とりたてて健康上の問題はないようです。さらに、もっと減らそうとすると、眠りに入ってすぐにレムに入ってしまうので、これ以上、減らせません。最近では、レムは脳の情報を整理する役割があると考えられるようになりました。

昼間に起きたこと、あるいは過去に自分自身に起きた重大事件などについて夢を見ることが多いのも事実です。年をとっても試験の夢を見る人は多くいます。問題が解けない、終了の時間が迫ってくる、ああどうしよう…、そんな苦しむ夢を見ますよね。私の場合にもこのような夢を見るのですが、不思議と「あれ、すでに大学も出て、ちゃんと仕事もしたではないか」などと思う気持ちも同時に現われ、ほっとするという変な夢になっています。

このようなことがあると、夢は、私たちの心の奥にある潜在意識が表に出てきたものだろうと考えたくもなります。事実、フロイトは夢を判断すると、その人の悩みが分かるとして、夢判断による精神分析を提唱したことはすでに述べました。

歴史的にも、八〇〇〇年前のアッシリア人は、夢の意味についての記述を残しています。これを見ると、彼らの夢は、家族、性、将来のこと、動物についてのものであり、毛が抜けて困ったとか、人の前で裸になったとかいう夢の内容が記されています。

一方、エジプト人は、夢は神の言葉であると考えました。したがって、夢では、神が危険を知らせてくれるし、悪事を悔いさせるようなことが起こるし、いろいろな質問にも答えてくれる、としたのです。夢を判断する職業の人は、非常に高い尊敬を受けており、夢の神セラピスを祀る神殿も建立されました。

さらに、ギリシャではアリストテレスが、夢には病気の診断価値があると考えました。つまり夢は、現実生活のゆがみから解放された自由な魂が、眠りの中でちょっとした身体の不調に気づいて、これを自覚させようとしていると考えたのです。そのために、昼間には気がつかないような小さな耳鳴りも、睡眠中は大きな滝の音のように聞こえることがあると述べています。また、プラトンは、私たちの道徳意識は昼間は目覚めているので、いろいろな欲望、願いごとは心に浮かんでこないが、夜になると無意識の願望が出てくるとしています。この無意識の願望は、理性の支配がゆるむ時に出現して来るもので、私たちの意識の中には野獣のようなものがひそんでいる、と。この心の野獣性は眠りをゆさぶり、本能を喜ばせるように働くとしたのです。

中世になると、夢は悪霊によりもたらされるものという考えが出てきます。マルティン・ルターは、「不潔の夢」をしばしば見たということらしいのですが、これは神が夢を見る人に自分を反省させようとして見せるのだと考えました。しかし、あまりに自分の夢が不潔なものばかりだったので、夢以外の方法で自分を反省させるようにしてくださいと、神に祈ったほどでした。

ところで、睡眠と記憶の関係が最初に明らかになったのは、試験勉強をしている学生の脳波を調べた時です。学生は試験が近づくにつれてレム睡眠の量が多くなった。またレム睡眠の多い学生の記憶もよかったのです。

睡眠は、短期記憶を維持するにも、長期記憶に固定するためにも必要です。眠ると海馬からの情報が脳の必要部分に送られ、そこで長期の記憶になります（一七二頁参照）。ですから、試験勉強の時などは、勉強後に眠ることが絶対に必要なのです。

試験勉強は、前に記憶のところで述べた陳述的な記憶のテストです。これがどうもレム睡眠と関係しているらしいということが分かっています。

ところが、その後の研究で、夢を見ない徐波睡眠（ノンレム睡眠）もレム睡眠も記憶の固定（脳にきざむこと）に必要であることが分かり、さらに陳述的な記憶だけでなく、体得の記憶にも眠りが大事だということが分かったのです。

たとえば、コンピュータの上にTとかLに似たような文字を多く書いておきます。この間のところどころにTやLを斜め、あるいは逆向きに入れておく。それをどのくらい早く見つけることができるかという練習をします。

まず、第一日目の朝に訓練します。その午後にやってみても、あまり効果はありません。ところが、翌日、翌々日という具合に日が経つと、どんどんうまくなる。そこで訓練の晩は寝かさず、翌日の夜九時まで寝かさないでおきます。その後は寝てもよいということにし、三日目にテストします。すると、まるでよくなっていません。つまり、眠っているうちにこのような訓練の効果が脳にきざまれるのです。これはレムか徐波睡眠かということですが、両者の影響だということになっています。

最後に、眠れない時の眠り方についてお話ししましょう。

昔から坐禅は不眠の特効薬だといわれてきました。辻雙明老師は学生時代に不眠に悩み、円覚寺に参禅しました。こう書いておられます。

朝早くから夜おそくまで、長時間にわたって坐るということは、慣れない者としては、なかなか苦しかった。足が痛んで仕方がなかった。しかし、其の夜は非常によく眠り、そのために翌朝起きた時は、「昨夜は丸太ん棒のように眠った」というような感じがした。それは久しぶりの熟睡・快眠であって、こんな卑近な事が、先ず私を禅の道に強くひきつけたのである。(『禅の道をたどりきて』春秋社)

また、正力松太郎さんは「坐禅の経験」(『禅のある人生』春秋社)の中で、戦後戦犯として巣鴨の刑務所に入った時、坐禅ばかりしていた、と述べています。そこで「自分は坐禅をしていたので、床に入って寝ようと思えばすぐに眠れたのです」と書き、周囲の人は煩悶で眠れず、正力さんの睡眠の邪魔をしようとしたと述べておられます。

朝比奈宗源老師は『佛心』（春秋社）の中でこう書かれています。

　からだの弱い青年は、たいがい睡眠ができないものです。そういうときは、寒い夜なかでも起きて坐禅をする。これが眠りにつく奥の手です。（…）グッと起きて、本式に力んで、寒中でも汗ばむくらいの勢いで、三十分も坐ってごらんなさい。そうして寝たら、枯木を倒したようにかならず眠れます。

臨済宗で重用されている『百丈清規』の「坐禅儀」からも引用しておきましょう。

　坐禅はすなわち安楽の法門なり。人多く病をいたすことは、けだし用心をよくせざるが故なり。よくこの意を得れば、すなわち自然に四大軽安、精神爽利、正念分明、法味神を資《たす》け、寂然として清楽なり。

坐禅は眠りをもたらす特効薬であり、眠りは心と体の健康に欠かせないということになると、まさに坐禅は「安眠の法門なり」といって間違いないでしょう。坐禅があることは本当にありがたいと思えるのです。坐禅を経験した方には「坐禅の功徳は計り知れない」と言っておられる方が多いのですが、私自身も本当にそのように思えるのです。

第16話　体そのものが処方箋

心と体の不思議

私たちの健康が精神状態の影響を受けることは、多くの人が経験しているところです。嫌なことがあると眠れない、食欲がない、女性の場合は生理が乱れるなどの現象が起きます。

最近、英国の官庁街、ホワイト・ホールでの研究によると、役職の低い人、つまりいつも上司の言うことを気にする立場の人は、血糖値が高いことが分かりました。

事業に失敗したりすると健康を害することは知られていますが、このような場合に糖尿病になる人も多くいます。実際、最近、世界的に糖尿病は健康上のみならず、国の医療費の点からも大きな問題となっているのには、社会が非常に不安定になり、将来の予測がつかないという問題と関係があると思われます。

医術は、古代人の間では呪術を中心として発達しました。「シャーマニズム」といわれる宗教のなかにも、古代の医術の片鱗が見られます。施術者のような存在のシャーマンは精神的な衝撃を受けたような経験から一種のトランス状態、つまり悟りにも似た状態になり、多くの場合に「自分の体はばらばらになり、再度つくり直された」とか「一度あの世、あるいは別世界に行ってきた」などと表現することが多いとされます。

ゆえにシャーマンは超能力を獲得し、一度、極限まで死に近づいたなどと考えます。これによって言動が人を動かし、「プラシーボ」で治療ができるようになる。日本では「憑依《ひょうい》」といい、つきものに憑かれたような状態になって、他人の苦しみ、病を治すようになった教祖的な存在も多く知られています。

プラシーボとは、もともと「喜ばせる」とか「喜びを与える」という意味から、「喜ぶ」または「受け入れられる」、「前を歩む」という意味までを含むラテン語です。なお、このプラシーボという言葉じたいは、カトリック教会で二組の聖歌隊が交互に歌う聖歌の最初の歌詞、「私は生ける者の地で、主の御前を歩き進もう」という詩篇の言葉からとられたものです。

医学的にプラシーボという言葉が説明されたのは、一七八七年にイギリスで出版された『クインシー辞典』と呼ばれる用語辞典がもっとも古いとされます。このなかでプラシーボは「医学のごくありきたりの方法」と説明されています。つまり、患者を喜ばせるために砂糖の水を与えるような治療法が世間でごく普通に行われていたと考えられます。

一九五〇年代になってプラシーボの研究が盛んに行われました。たとえば、つわりで強い吐き気をもよおす患者に「これは嘔吐を阻止する薬です」と言って、じつは催吐剤を与えると、吐き気が収まるというような研究です。

このような中で社会に大きな影響を与えるエッセイが『ニューイングランド・ジャーナル・オブ・メディシン』の一九七六年一二月号に掲載されました。著者は『サタデー・レビュー』の編集長のノーマン・カズンズです。

彼は当時のソ連に視察に行って帰ると、発熱と体中の強い痛みを感じました。そこで親友の医師に相談したところ、それは「強直性脊椎炎」という膠原病の一種で、治る可能性はほとんどないと告げられたのです。

そこで、どうせ治らないなら、自分の思う通りの治療をしたいと考えました。彼はある雑誌で、ビタミンCの服用がいろいろな病気によいと書いてあったことを思いだし、ビタミンCを大量に摂取することにしました。同時に、ものごとを明るく考えることが病気を防ぐと考え、できるだけ多くのユーモアにあふれる映画を見たり、漫画で心から笑ったりしたのです。すると、笑いの後では血沈が五ミリくらい低下していた。この治療を八日間続けると、血沈は一時間に八〇ミリになりました。二週間後には彼の妻とプエルトリコの海岸に行けるようになり、次の日には海岸を一人で歩くことができるまでに回復したのです。

不治といわれた病気から回復したことを知り、友人はカズンズに何がもっとも有効であったかを尋ねます。すると彼は、まず生きる意志をもつことがもっとも重要だと言いました。次には、よい医師を友人としてもっていること、第三にこの病気が不治であることを信じないということ。そう答え、さらに続けます。

生命力というものは、地球上でもっとも理解されていない力かも知れない。…人体そのものこそ最良の薬屋であり、もっとも効果のある処方箋は人体の書く処方箋であるからだ。

じつはプラシーボ効果というのは、人類の長い歴史の中で体得してきた生き残りのための機能の一つではないかとも思われます。さらに、プラシーボの中でもっとも重要なことは、治療する者と治療される者の間の信頼関係でした。信ずることが心を変え、それが体の機能を変える、というのです。

これはヒトだけに当てはまるのではありません。スタンフォード大学のロバート・サポルスキー博士は、動物に電気ショックを与える際に、いつ電気ショックが来るかを知る手がかりを与えました。たとえば、赤い電球をつけるなどということを犬に覚えさせると、犬はなかなか疲れないということが報告されています。つまり、あらかじめ苦しみを知っていると疲れないのです。

また、ハーバード大学のハーバード・ベンソンらは、ネズミを水槽に入れて疲れはてて死ぬまでの時間を調べました。このようなネズミを途中で一度水槽から救い出し、しばらく休ませてからまた水中に入れると、生き延びたネズミは、さらに長い時間泳ぐことができたのです。つまり、ネズミにとって自分なりの希望がひらけ、これがネズミの耐久力を高めたといえるのです。

さて、このように心の在り方は健康に影響を与えますが、その決定的なデータが最近発表されました。

それは六歳のティミーという少年の例です。彼は多重人格で一〇以上の性格をもっています。普通の多重人格の人に見られるように、彼はそれぞれの人格が現れると、声や話し方、好き嫌いなどが変わってしまいます。興味深いのは、変わるのは性格だけでなく、身体の状態も変わるのです。

ある人格の場合、彼は糖尿病でした。インスリンの量が低下しています。ところが、他の人格に変わると、糖尿病の症状は瞬時になくなり、血糖値も正常になった。また別の人格のときには高血圧があります。しかし、血糖値に変化はありません。

別の多重人格の人では、目の色が青から茶色に変わったという記録もあります。女性の中には月経の周期も変わった人がいます。

ティミーの場合、一つの人格の際にはオレンジジュースのアレルギーがありました。飲むとじんましんが出るのです。医療ジャーナリストのダニエル・ゴールマンは『ニューヨーク・タイムズ』紙の中で次のように述べています。

ティミーがオレンジジュースを飲んでまだジュースを消化している最中にこの人格が出てくるとじんましんが出る。またアレルギー反応が出ている最中に別の人格になるとじんましんは消えるのだ。

アレルギーというのは免疫の異常です。一方、糖尿病は内分泌の異常です。人格が変わると一つの異常がなくなり、別の異常が現れるということです。

この現象を一部の人は、心が身体を支配している例だ、と述べています。そうかもしれません。しかし、ただ血糖値が上がる、血圧が上がるという現象にくらべ、人格が変わると免疫が変わり、内分泌が変わるという典型的な例であると思われるのです。

さらに驚くことは、心の在り方が細胞に影響を与えているということです。糖尿病（1型）

の場合には、膵臓の細胞からインスリンが出なくなっています。その仕組みは非常に複雑です。ところが、人格が変わると、この複雑な仕組みのすべてが一瞬で変わってしまうのです。心という抽象的な存在が物質という現実的な存在に直接影響を与えるというのは、じつに恐ろしいことではないでしょうか。

前にもお話ししましたが、匂いの物質は鼻の奥にある嗅細胞を刺激して、匂いを感じさせます。しかし、嗅細胞における物質の変化がなぜ、あの微妙な匂いとして感受されるのでしょうか。

心と体の関係はまことに不思議です。

第17話　人工知能と文化の飛躍

最近、人工知能が将棋の名人に連勝したということで話題になっています。人工知能は、まずチェスの名人を倒し、碁の名人も破りました。しかし、将棋は取った駒を使うという独特のルールがあるので、人工知能には負けないのではないかと言われてきました。しかし、結果は人工知能の勝ちでした。

以前の人工知能は、碁なら碁で闘って、その結果を学習して次にはもっと強くなるという状況でした。ですから「後だしじゃんけん」などと言われていたのです。しかし、最近ではディープ・ラーニングといって、自己学習して強くなります。今回の人工知能も今までの勝負の棋譜を全部読み込ませ、その後、二つの人工知能を八千回闘わせて、技術を高めたとされます。

いまや人工知能は、さまざまな分野で評判になっています。東大の医科研では人工知能のワトソンに今までの学術論文のデータをほとんど読み込ませました。このワトソンにガン患者の血液の情報を読み込ませたところ、どのような遺伝子をもつガンか、その情報を見つけ、治療法も提案したということで人々を驚かせました。

一方で、人工知能の発展には多くの偉大な学者が危惧を表明してもいます。宇宙物理学者のホーキング博士はその代表といえます。

人工知能のロボットが進化すると、次第に自己の欲望を拡大すると考えられているのです。すると、人を奴隷のように使うのではないかという恐れも指摘されています。

そうした事態に対して、ロボットはエネルギーを与えなくてはならないから、電源を切ればよいという考えもあります。しかし、賢い人工知能は太陽光などの微量のエネルギーで活動できるようになっており、その後、人間を征服して、大きな発電所を支配して自分のエネルギー源にするなどというSFも出てきています。

過日、NHKで人工知能が非常に多くのデータを分析して、今まで関係のなかったような事象の間の関係を見出した結果を放送しました。その例は「病院、病床が少なくなると、平均寿命が延びる、あるいは健康になる」というものでした。

実際、財政が破綻した夕張市では病院のベッド数が極端に少ないのですが、人々は以前より健康になり、医療費も削減できたというのです。もちろん、その理由は分かりません。しかし、人工知能の問題点を指摘していると思います。

ある有名な医師は「ガンになったら治療しない方がよい」といったタイトルの本とか「健康診断を受けない方が健康になる」などと説いて、その本はベストセラーになっています。

人工知能で関係を調べたら、その通りになるかも知れません。しかし、その医師の言う通りにして、乳がんの手術をせずに乳房の温存療法を選んだ患者は、亡くなってしまい、この医師は告発されています。

また、渡辺謙さん、南果歩さんなどは健康診断で早期のガンが見つかり、手術でそれを除去できたと非常に喜んでいます。

統計的にはガンになって抗がん剤、手術などをしたために、体を害し、寿命を縮めたということがあるかも知れません。人工知能はそのような結果を出すでしょう。しかし、それは人々の安心感、幸福感と関係するものなのでしょうか。

同じことは、検査値についてもいえます。コレステロールが高いと血管壁にコレステロールが溜まり、動脈硬化になり、その結果、心筋梗塞や脳梗塞になるとされます。そのためにコレステロールの摂取を減らし、コレステロール値が高い人は薬で下げた方がよいとされます。しかし、別の統計では、遺伝的な高コレステロール血漿以外の場合はむしろコレステロールが高い人の方が長生きだと指摘する著名な医師もいます。

血圧はどうでしょうか。血圧が高いと血管壁を圧迫し、血管壁が堅くなり、動脈硬化になる、その結果、心筋梗塞、脳梗塞になるとされます。一般に最高血圧が一三〇（mmHg）までが正常血圧、一四〇以上は正常高値とされます。しかし、学者の中には一七〇までは血圧を下げると死亡率が増すと述べている人もいます（降圧剤を使うなら一七〇以上）。

すると、このデータを人工知能に読み込ませると「コレステロールも血圧もある程度高い方がよい」という結果になり、健康診断を信じて、治療あるいは、予防の薬を飲んだ人は長生きしないということになってしまいます。

もっと重要なことは「幸せな生き方は」と人工知能に聞くと「長生きしないことだ」という結果が出るかも知れません。なぜなら、ブッダは「この世は一切苦」とし、生老病死の四苦と他人を羨むなどの八苦を「避けられない苦しみだ」としているからです。

したがって、結論は、単に病院を減らしたり、健康診断をしないのが寿命を延ばすというだけでなく、幸せになるためには生まれなかった方がよいのだなどということになってしまいます。

この理論のどこがおかしいのでしょうか。

そこには、人の感情、欲望、喜び、悲しみなどが入っていないのです。早くガンを見つけたい、見つかれば嬉しい、早く治療をして、転移しないようにしてもらいたい…。このような思いを「意味がない」と切り捨てることができるでしょうか。

もし、人生をすべて物質的に考えれば、高齢者や肢体不自由の人は苦しむだけだし、周囲の人に負担がかかるだけですから、死んだ方がよいという理論になってしまいます。

相模原障碍者施設で戦後最悪の殺人事件を起こした犯人は「面倒な世話に追われる人はたくさんいる」「命を無条件で救うことが人の幸せを増やすとは考えられない」として、重度障害者の殺害を正当化していると伝えられています。おそらく、人工知能に問えば、このような回答が返ってくるでしょう。つまり、人工知能には人々の矛盾した思いなどをくみ取ることはできないのです。

とにかく人工知能には、人間の微妙な感情、夢、希望を理解することができません。そうなると芸術などの分野で人工知能が貢献することは難しいでしょう。

かりに現代の音楽がちょうどモーツァルトの頃としましょう。人工知能がいかに多くの情報を得ても、ベートーヴェンの『第九』、チャイコフスキーの『悲愴』の楽想は出てこないと思います。つまり、文化は飛躍するのです。論理だけで文化は生まれてはいないのです。つまり、モーツァルトの次の多くの作曲家が少しずつ変化した曲を作り、ベートーヴェンがそれをまとめて、『第九』を作ったのではないのです。もちろん、ベートーヴェンはモーツァルト、ハイドンの影響を受けて作曲したとされます。しかし、その作品はモーツァルト、ハイドンの延長線上にはなく、別の次元に飛躍しているのです。

ですから、人工知能は何かの音楽は作ることはできるかも知れません。しかし、人の心を揺さぶり、夢と希望を与えるような芸術は作れないのです。

量子力学では、電子の位置は飛び飛びで、一か所から次の場所に移る時、中間がないとしています。つまり出発点と終着点があるだけです。

これはマクロの世界では当てはまらないとされます。しかし、ここでは詳しくは述べませんが、私はマクロの世界にも不連続な現象はあると思っています。

このようなことは、進化の世界にもあてはまります。

今から五〇〇万年くらい前にヒトは地上に降り立ちました。その後、手を使うようになった種のハビリス、火を使うようになった直立原人などが出現しましたが、この進化途上の段階の骨は見出されていないのです。一方、ヒトにならなかったチンパンジーは、今でもチンパンジーのままで、進化、変化はないのです。

一つの意見は、進化による変化がある程度たまると、次の種ができるとしています。それにしても、少しは中間の種の骨が見つかってもよいと思われます。私は進化も飛び飛びに起きているのではないか、と考えています。

これを文化に当てはめると、モーツァルトとベートーヴェンの間には飛び越えなくてはならない境目があり、人工知能にはこれを飛び越えられないのだと思っています。

つまり、生き物は不連続であることに生存の意味があるのです。私たちも同じです。私たちは絶え間なく変わり、絶え間なく別の存在になっているといえるのです。

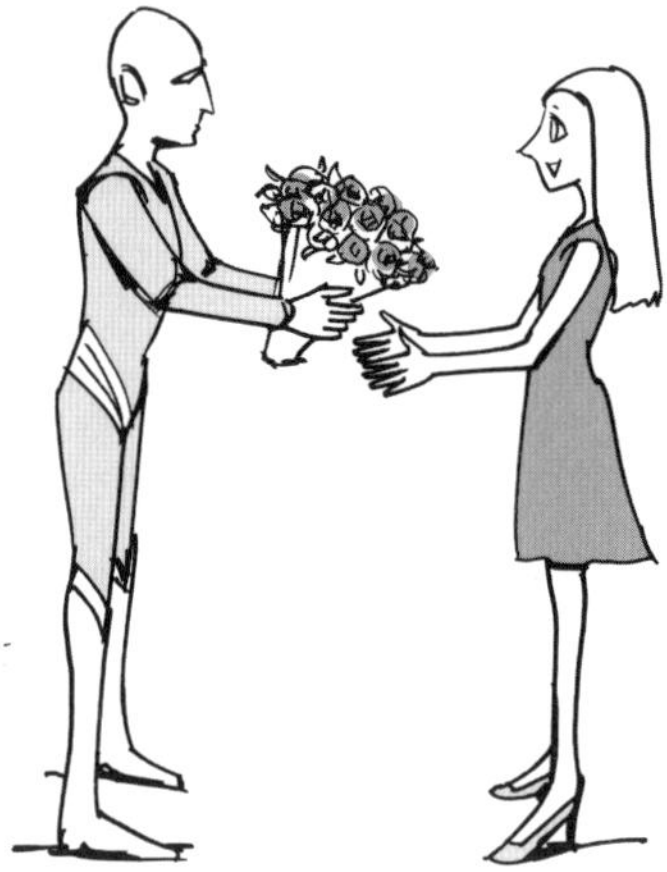

AIが人間に
プロポーズをする日…

エピローグ　生と死、心のありか

最後の章になりました。

ここでは私が、生と死、脳と心をどのように考えるかを述べたいと思います。しかし、議論は決して実験に基づいたものではなく、さまざまな計算によるものでもありません。

私は何度も申し上げたとおり、いわゆる「超過敏」という性質をもっています。このような性質の持ち主は、異常な体験をします。とはいえ、それは異常のように見えますが、決してそうではなく、多くの人が少なからずもっている性質だと思います。

他人の気持ちが突然、分かってしまうとか、遠くで何が起こっているのかが分かるということです。さらに、異常体験ということからすると、自然科学では説明できないことも経験しています。

おそらく一番わかりやすい説明は、量子力学という物理学の分野で使われる説明です。量子力学では、物質の位置とか速度などは確率でしか分からず、測定して初めて、その物質がどこにあるのか、分かるというのです。つまり、ある現象を調べようとすれば、そこでは私たちが教えられている自然科学の法則が厳然として成り立つのに、そうした探索が及ばない場所では、何が起こっているのか、分からないというのです。

そんなことはない、測定しなくても、自然科学の法則は成り立っている、だから全体として、飛行機は飛ぶし、テレビは画像を映している、そんなふうに言われるかも知れません。

その通りです。全体として、ということが大事なのです。全体としては自然科学の法則にしたがうのですが、私個人にとっては常識（自然科学の知識）では説明できないことを多く経験しています。

ある時、買い物から帰ってきて、ふと時計を見たら、三時十五分のはずなのに、八時で止まっています。「おかしいな」と思っていると、時計の針が急に動き出し、三時十五分で止まりました。その時、「でも、この時計はいつも五分進んでいるのに」と

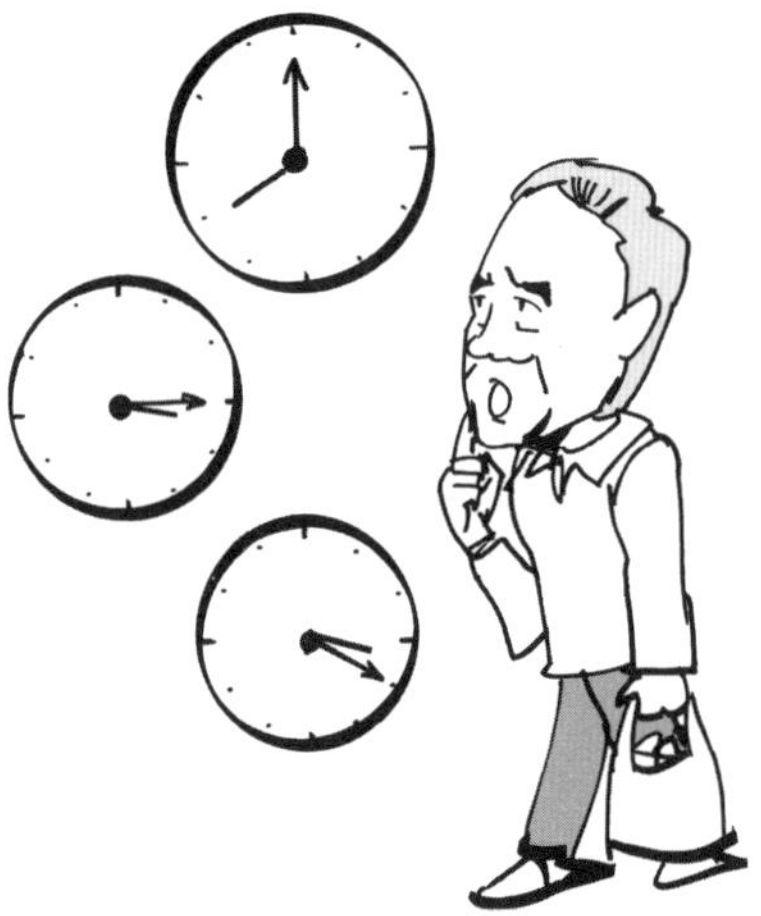

思ったら、時計の針は五分、すっと進んだのです。

おそらく、そんなことがあるはずはない、この男は精神がおかしいのだと思う人もいるでしょう。しかし、意外に多くの人が理屈では説明できない出来事を経験していることを知って驚くことがあるのではないでしょうか。

では、心はどうでしょう。私たちの性格とか考え方が年とともに変わってゆくということは誰もが経験していると思います。

まず、自分、「私」というものを考えてみましょう。

多重人格では、いろいろな性格の人が現れ、お互いのことは知らないのですが、一人だけ全部のことを知っている人格がいることもあります。私たちはこのような多くの人格をもっていて、それが場合によって現れるのではないか、と考えています。

たとえば、遺産相続などで兄弟が争うとき、彼らはまるで別人のようになってしまいます。仲が良かった子供の頃とはまったく別です。そのような時に「兄さんは人が変わった」などと言おうものなら「何を言うのだ。おれは間違っていない。お前こそ違った人間になっている」と怒り出します。

親子の争いでもそうです。子供の時はあんなによい子だったのに、と親はみな言います。しかし、子供から見れば「自分が変わったのではない。親こそだめなのだ」と主張します。前にも触れたように、警察に逮捕された詐欺師を見ると、「子供の頃は親とキャッチボールなどをしたよい子だったただろうな」などと思ってしまうのです。

さらに実際に、強いストレスにさらされて突然、別人のようになってしまう女性を見たりすると、私たちの中には多くの人格があり、それがある場合にはうつ病として出現したり、詐欺師として出現したりすると思うようになりました。

では、生死の問題はどうでしょう。

前にこの世界は多重世界からなっていると述べました。『サイエンティフィック・アメリカン』の記事にはこうあります。

この文章を読んでいるあなたのコピーがあるだろうか。八つの衛星をもつ太陽系の地球と呼ばれる惑星にあなたでない人が住んでいる。この人物はどこから見てもあなたにそっくりである。この人物はこの論文を途中で読むのをやめる。しかし、あなたは読み続けるのだ。このような別の人格の話はありえないように思われるかも知れないが、天文学の観測に基づいていることの理論と我々はともに生き続けなくてはならないのだ。もっとも簡単な計算によると、一番近い多重世界はここから10×10^{28}メートル離れている…。

さらに、同誌の論文に書かれている文章を紹介しましょう。

現在もっとも意見が一致している考えは、われわれの宇宙の向こうに宇宙があるということだ。それはちょうど水平線を見ているようなものだ。見えなくても、時間が経てば、船が現れ、見えるようになる。宇宙も同じである。宇宙は毎年一光年ずつ膨張している。無限はその向こうにあるのだ。おそらく、あなたはもう一人の自分を見る前に亡くなるだろう。しかし、理論上は、さらに宇宙が今のままで膨張するなら、あなたの子孫は十分に強力な望遠鏡で、その宇宙を見ることができるだろう。（マックス・テグマーク「平行宇宙」二〇〇三年五月号）

私は長く一緒に研究もしていた妻を二〇一三年五月に亡くしました。

過日、妻の高校の同級生がスーパーで妻と本当にそっくりな女性に会ったというのです。「あちらの世界から来たのかな」と、彼女は言っていました。妻に似た女性は品のよい紳士といっしょだったということです。

多重世界の理論では、この地球では妻は死んでいるのに、向こうの世界では生きているということになります。それも病気の妻でなく、健康なときに、こちらの妻と枝分かれした、健康なままの妻です。

さらに別の女性ですが、彼女は結婚前に付き合っていた男性と結婚後も付き合っていました。男性は五〇歳くらいの時に亡くなったのですが、このあいだの夜、家の近くで、その男性と似た男性が「こんばんは、お久しぶりです」と言ってすれ違ったというのです。そんな男性を知らないので、もしかしたら、向こうの世界から挨拶に来たのかもと言っていました。

多重世界は、実際の距離ではものすごく遠いのですが、心の中でその場所を思い描くことはできます。つまり、心ではすぐそばなのです。だから心の世界の法則を使えば、こちらに来ることも、向こうに行くことも簡単なのです。

では、脳と心の関係についてはどうでしょう。

前にも述べましたが、私は脳は心を覆うマスクだと思っています。

最近、欧米でも脳と心の問題に関心が集まっています。

二〇一七年に米国で製作され、日本ではネットで配信されたロバート・レッドフォード出演の『ザ・ディスカバリー』という映画を放映しました。この作品で、レッドフォードは死後の世界について、世界に衝撃を与える発見をした科学者の役を演じています。彼は「我々が死ぬと意識はわれわれを離れ、別の宇宙に行く」と述べています。彼の発明した機械で測定すると、死後に脳の波動が原子下のレベルでわれわれの体を離れるとしているのです。

この見解は新しいものではなく、物理学者のロジャー・ペンローズとか医師のディーパック・チョプラが「心は厳密にいうと脳の産物ではなく、意識は物質とは別の存在だ」と言っています。そして肉体の物理的な死はわれわれの意識の終わりを意味しないとしています。

米国のチャップマン大学の研究者、マイケル・シャーマーは私たちの存在は記憶にあり、この記憶を保存し、新しい脳に添付すれば、その意識は生き続けると主張しています。

しかし、これはあまりに理屈っぽく、私には受け入れられません。おそらく、レッドフォードはもっと直観的に、また自分の体験から、心と脳は別で、心は死なないと思っているのではないでしょうか。

さて、私は人間の自己は無限にあり、絶え間なく変化していると思っています。たとえば、うつ病の例をあげましょう。

うつ病の自己が現れた際に、薬を飲むと効く自己と、効かない自己が現れます。効くか効かないかは、教育・習慣・環境・自己の思い、周囲の影響などさまざまです。効かない自己が現れた場合に覚せい剤などを飲むと、マスク（脳）に影響を与えます。すると、覚せい剤の依存症の自己が出現する、といった具合です。

このように考えると楽な場合もあります。過去を悔いるといいますが、それは自分でない自己がやったことで責任がないと考えることができるからです。私もそのように考え、気持ちを変えています。

では、禅などでいう、本来の心、宇宙大で、不滅の自己とは何でしょう。

私は不安定な自分を変えようと、一時、禅に傾倒しました。

江戸時代の名僧、白隠禅師が一日、線香七本分の坐禅をしたと聞きました。一本の線香が燃えるのが三五分くらいですから、四時間くらいでしょうか。

私も最初七本の坐禅をしましたが、のちに朝三本、昼三本、夜三本分の坐禅をしたことがあります。それでどうなったかは言いませんが、いわゆる仏心が悟れたとは思いません。

では、悟ったといわれる人たち、いわゆる老師と呼ばれる人はどうでしょう。

天龍寺の管長もされた関牧翁さんは、慶応大学医学部を中退されて禅僧になった方で、私は非常に親しくさせていただきました。牧翁老師は、若い時、本当に真剣に坐禅をし、悟られたということで有名でした。

ところが、年をとると別人のようになり、色話などもされました。

八四歳の時に未亡人とモーテルに入ったところをマスコミに報道され、大問題になりました。牧翁さんは「これでも八四歳でちゃんとできたんだ。赤飯でも炊いて祝ってもらいたいね」などと言っていました。

牧翁老師の同門の山田無文老師も名僧といわれましたが、牧翁老師とはいろいろな点で意見が異なりました。たとえば、牧翁老師は尼僧は剃髪をする必要はないとしたのに、無文老師は剃髪をしなくてはいけないと言っていたのです。

なぜ、ブッダの心と同じものを悟り、同じになったとされる人たちが意見を異にするのでしょうか。

私は悟った人でも、さまざまな自己が出現する点では同じだと思っています。おそらく、悩むという自己の出現が少ないというだけではないでしょうか。

老師がうつ病になり、自殺するということも少なくありません。すると悩まない自己のみになったとはいえないでしょう。

このように考えると、私たちはできるだけ悩まない、自分の心を苦しめない自己が現れるような人生を送ることがもっとも大事なことだと思われるのです。

プロフィール

高田明和（たかだ あきかず）

1935年、静岡県生まれ。慶應義塾大学医学部卒業、同大学院修了。医学博士。米国ロズエル・パーク記念研究所、ニューヨーク州立大学助教授、浜松医科大学教授を歴任後、現在、同大学名誉教授。専門は血液学、生理学、大脳生理学。日本生理学会、日本血液学会。最近はテレビ・ラジオ・講演で心と体の健康に関する幅広い啓蒙活動を行っている。著書多数。最近では『他人に敏感すぎる人がラクに生きる方法』（幻冬舎）、『自分の「うつ」を薬なしで治した脳科学医　九つの考え方』（コスモトゥーワン）、『「敏感すぎて苦しい」がたちまち解決する本』（廣済堂出版）などがある。

脳は嘘をつく、心は嘘がつけない
脳と心のミステリー

2017年10月20日　第1刷発行

著　　者：高田明和
発 行 者：澤畑吉和
発 行 所：株式会社 春秋社
東京都千代田区外神田 2-18-6
電話　営業部　03-3255-9611
　　　編集部　03-3255-9614
〒101-0021　振替　00180-6-24861
http://www.shunjusha.co.jp/
印刷製本：萩原印刷株式会社
イラスト：勝部浩明

定価はカバーに表示

© Akikazu Takada, 2017, Printed in Japan
ISBN 978-4-393-36064-4

高田明和の本

運勢をひらく〈般若心経〉の処方箋

混迷の現代、疲れた心を癒やし、私たちが本来もっている心の輝きを取り戻すには？　『般若心経』を唱えて幸せをつかみとってゆくための生き方レシピ。1300円

幸せを生む〈魔法〉　ブッダのことばと瞑想法

怒りやストレスを消す極意はブッダの教えの中にある。脳科学の視点からストレスコントロールの仕組みを解明し、心の平安を得るための瞑想実践を説く。1600円

心と体がととのう『天台小止観』

心を調え、智慧を磨き、体を健やかにして病を癒やす日常的な仏教修行の極意を説いた古典『天台小止観』を現代医学・脳科学の視点を交えながら読み解く。1700円

念ずれば夢かなう

お経でストレスが消える！　自身の中にある「観音力」を念じ、『観音経』を唱え幸せを実現する極意を医学的に解説。著者による『観音経偈』等のCD付。1600円

人生に〈定年〉はない　山岡鉄舟・清水次郎長に学ぶ

次郎長が侠客から社会事業に転身したのはなぜか。直系子孫である著者が幕末維新の乱世を生き抜いた男達の義理人情を描きつつ、心を鍛える秘訣を説く。1600円

言　霊　力　人生を変える言葉のパワー

言葉には心を元気づけ、病を治し、人間関係を円満にする不思議な力（＝言霊の力）がある！　運勢を好転させる言霊力を高め、豊かにする秘訣を説く。1700円

心が楽になる作法

混迷の現代社会で幸せな生活をおくるには？　在家禅を実践する医学博士が自らの体験に基づき、心穏やかに過ごすための考え方・実践のヒントを伝授。1600円

春秋社

価格は税抜価格